Jonathan Baillie
Katherine Barclay
Kenneth Seaman

O efeito do treino de resistência na função vascular em adultos mais velhos

Jonathan Baillie
Katherine Barclay
Kenneth Seaman

O efeito do treino de resistência na função vascular em adultos mais velhos

ScienciaScripts

Imprint
Any brand names and product names mentioned in this book are subject to trademark, brand or patent protection and are trademarks or registered trademarks of their respective holders. The use of brand names, product names, common names, trade names, product descriptions etc. even without a particular marking in this work is in no way to be construed to mean that such names may be regarded as unrestricted in respect of trademark and brand protection legislation and could thus be used by anyone.

Cover image: www.ingimage.com

This book is a translation from the original published under ISBN 978-3-659-83053-2.

Publisher:
Sciencia Scripts
is a trademark of
Dodo Books Indian Ocean Ltd. and OmniScriptum S.R.L publishing group

120 High Road, East Finchley, London, N2 9ED, United Kingdom
Str. Armeneasca 28/1, office 1, Chisinau MD-2012, Republic of Moldova, Europe
Printed at: see last page
ISBN: 978-620-8-23339-6

Índice:

RESUMO

INTRODUÇÃO: Este estudo examinou o efeito do treino de resistência na hiperemia induzida pelo exercício nas artérias braquial e poplítea, a fim de avaliar esta modalidade de exercício como um método para melhorar a função endotelial após o exercício e o repouso. As doenças cardiovasculares (DCV) continuam a ser a principal causa de morbilidade e mortalidade nos países desenvolvidos. O que é menos apreciado, talvez, é o facto de a grande maioria das DCV estar associada a alterações do sistema arterial. O efeito do envelhecimento na DCV é ilustrado de forma simples, mas poderosa, pela observação de que o risco de DCV aumenta progressivamente com a idade. Dado o aumento atual e previsto do número de adultos mais velhos na América do Norte, enfrentamos a possibilidade de uma "nova vaga" de DCV num futuro próximo e um aumento associado dos encargos com os cuidados de saúde. A determinação da forma como as artérias se alteram em função da idade e do aumento do risco de DCV, os mecanismos pelos quais estas alterações são mediadas, bem como as estratégias de prevenção e tratamento do envelhecimento arterial são, por conseguinte, uma das nossas maiores prioridades biomédicas. **MÉTODOS:** Os indivíduos foram recrutados para participar num programa de treino de resistência de seis semanas, 3x/semana. O grupo de treino de resistência convencional utilizou um ciclo de trabalho de um segundo concêntrico e um segundo excêntrico. O grupo de contração excêntrica lenta utilizará um ciclo de trabalho de um segundo concêntrico e cinco segundos excêntrico. A função vascular foi avaliada através de uma série de testes isométricos e isotónicos, utilizando a ultrassonografia Laser Doppler. **RESULTADOS:** O treinamento resistido revelou reduções no índice de pulsatilidade em repouso e no pico de pressão arterial sistólica; no entanto, não importou o grupo em que cada participante foi alocado, pois não houve diferenças de efeito principal entre os grupos. **CONCLUSÃO:** O treinamento resistido é proposto como um método de exercício seguro e útil para hipertrofia muscular e ganho de força, mas também para aumentar o fluxo sanguíneo periférico e a condutância vascular como um efeito adicional. Recomenda-se que, no futuro, esta investigação seja alargada a grupos de doentes.

AGRADECIMENTOS

Gostaria de aproveitar esta oportunidade para agradecer a todos os participantes neste estudo. O vosso entusiasmo e esforço no programa e, mais especificamente, as horas de testes laboratoriais foram verdadeiramente inspiradores. Estou muito grato pela vossa participação.

Quando parecia que esta tese não se iria concretizar, na sua hora mais negra, a Dra. Katherine Barclay e o Dr. Ken Seaman intervieram e orientaram-na para a luz. Sem a vossa experiência e ajuda na conclusão das etapas finais, não há dúvida de que esta tese não teria sido concluída. Não tenho palavras para vos agradecer.

Gostaria também de agradecer aos meus amigos e à minha família durante este processo, pelo vosso apoio inabalável e pelo vosso amor quando mais importava. Sinto-me verdadeiramente abençoada.

Introdução

1.1 Introdução. As doenças cardiovasculares (DCV) continuam a ser a principal causa de morbilidade e mortalidade nos países desenvolvidos (Lloyd-Jones et al., 2010). O que é menos apreciado, talvez, é o facto de a grande maioria das DCV estar associada a alterações do sistema arterial (Lloyd-Jones et al., 2010). O efeito do envelhecimento na DCV é ilustrado de forma simples, mas poderosa, pela observação de que o risco de DCV aumenta progressivamente com a idade (Lloyd-Jones et al., 2010). Dado o aumento atual e previsto do número de adultos mais velhos na América do Norte, enfrentamos a possibilidade de uma "nova vaga" de DCV num futuro próximo e um aumento associado dos encargos com os cuidados de saúde (Seals, Jablonski, Donato, 2011). Como tal, o estabelecimento de uma melhor compreensão da relação entre o envelhecimento arterial e a DCV representa um dos nossos desafios clínicos mais importantes. Determinar a forma como as artérias se alteram com a idade para aumentar o risco de DCV, os mecanismos pelos quais estas alterações são mediadas e as estratégias de prevenção e tratamento do envelhecimento arterial estão, por conseguinte, entre as nossas maiores prioridades biomédicas (Seals, Jablonski, Donato, 2011).

O envelhecimento é um fator de risco cardiovascular bem documentado. Um dos possíveis mecanismos fisiológicos através dos quais o aumento da idade pode levar a doenças cardiovasculares é a promoção da disfunção endotelial (Taddei et al., 2000). O endotélio desempenha um papel primordial na modulação do tónus e da estrutura vascular através da produção do fator de relaxamento óxido nítrico (NO), que actua protegendo a parede do vaso do desenvolvimento de aterosclerose e trombose. A disfunção endotelial é caracterizada por uma redução da biodisponibilidade de múltiplos vasodilatadores, principalmente do NO. O desequilíbrio resultante leva a um comprometimento da vasodilatação dependente do endotélio, que é a caraterística funcional da disfunção endotelial (Deanfield et al., 2005). Para além da diminuição da vasodilatação dependente do endotélio, a disfunção endotelial também inclui um estado específico de ativação endotelial, que se caracteriza por um estado pró-inflamatório, proliferativo e pró-coagulatório que favorece todas as fases da aterogénese (Hadi, Carr, Suwaidi, 2005). Os mecanismos básicos envolvidos no estabelecimento da aterosclerose podem reduzir significativamente a dimensão física do lúmen arterial, o que pode levar a uma redução adicional da síntese e da captação de NO (Taddei et al., 2000), bem como a um aumento da pressão arterial e a uma diminuição do fluxo sanguíneo (Hadi, Carr, Suwaidi, 2005).

O endotélio situa-se entre o sangue e o tecido da parede vascular e actua como uma barreira protetora, uma vez que possui propriedades anticoagulantes, para além da regulação do tónus vascular e da homeostasia (Brandes, Fleming, Busse, 2005). O NO é reconhecido como o componente vasodilatador primário dos vasos sanguíneos, mas é também um componente vital numa série de outros factores associados, nomeadamente os seus efeitos anti-ateroscleróticos. A função endotelial é geralmente avaliada clinicamente através da determinação das alterações do fluxo sanguíneo ou do diâmetro arterial em resposta à estimulação endotelial, que são estimativas da biodisponibilidade vascular do NO. Vários estudos clínicos demonstraram que a vasodilatação dependente do endotélio diminui progressivamente com a idade, resultando num aumento da rigidez arterial, bem como numa diminuição da regulação do fluxo sanguíneo (Singh, Prasad, Singer, MacAllister, 2002).

A disfunção endotelial representa uma caraterística comum e é um forte fator de previsão das doenças cardiovasculares (Di Francescomarino et al., 2009). Os factores de risco cardiovascular modificam as substâncias vasoactivas endoteliais, como as prostaglandinas e a endotelina-1, e activam uma série de processos pró-oxidantes que reduzem a biodisponibilidade do NO (Di Francescomarino et al., 2009). Isto leva a uma transição da função endotelial normal para a disfunção endotelial. Existe uma quantidade considerável de dados experimentais e clínicos que indicam que a disfunção endotelial está envolvida não só em vários estados de doença, como a aterosclerose, a hipertensão, a insuficiência cardíaca e a diabetes mellitus, mas também no processo fisiológico contínuo de envelhecimento (Franzoni et al., 2004). O envelhecimento é um dos factores de risco mais bem estabelecidos para a doença cardiovascular. Mesmo desconsiderando as implicações associadas à DCV e ao envelhecimento, ainda há evidências que sugerem que o envelhecimento está associado à disfunção endotelial e à redução da elasticidade arterial. Além disso, a redução da elasticidade arterial é paralela a alterações na vasodilatação dependente do endotélio (Hadi, Carr, Suwaidi, 2005). Entre o envelhecimento, outras condições que afectam negativamente a função endotelial incluem a diabetes mellitus, a hipertensão, a hipercolesterolemia, a obesidade, bem como a doença arterial periférica (Franzoni et al., 2004). Muitas destas condições sobrepõem-se, causando um efeito sinérgico nos factores de risco associados à DCV (Green et al., 2004).

A acumulação de placa aterosclerótica nas artérias resulta numa diminuição do fluxo sanguíneo através das artérias afectadas, bem como na redução da perfusão das artérias cerebrais, coronárias e dos membros superiores e inferiores (Knowles et al., 2007). O bloqueio físico causado pela placa aterosclerótica também resulta numa redução da libertação e captação de NO epitelial, diminuindo a resposta vasodilatadora dependente do endotélio, aumentando a pressão arterial sistólica e diastólica. Este aumento da pressão arterial tem uma associação forte e direta com a mortalidade cardiovascular (Lewington et al., 2002) e é um fator de risco importante para o desenvolvimento de doenças como a insuficiência coronária, a insuficiência cardíaca e os eventos cerebrovasculares (Braith & Stewart, 2006).

A aterosclerose é a etiologia subjacente mais comum que afecta a função endotelial (National Heart, Lung and Blood Institute, 2011). A DCV é facilmente a principal causa de morte a nível mundial e é responsável por cerca de 17,3 milhões de mortes em 2008 (World Health Organziatoin, 2013), prevendo-se que atinja 30,3 milhões a nível mundial em 2030 (World Health Organziatoin, 2013). A prevalência de DCV na população em geral é de 16,9 por cento (Diehm et al., 2004). Nos grupos de alto risco, como os indivíduos com mais de 50 anos, os indivíduos com hipertensão arterial ou hipercolesterolemia (Shammas, 2007), bem como os indivíduos com antecedentes familiares de diabetes ou doença arterial periférica (DAP), o risco de desenvolver uma doença relacionada com as DCV é superior a 29% (Knowles et al., 2007).

O tratamento tradicional de primeira linha para a DCV é o exercício aeróbico (EA) baseado na marcha, que tem sido prescrito como uma forma de exercício físico de baixa intensidade para reduzir os sintomas, melhorar a regulação autonómica, desenvolver a força e aumentar a resistência à marcha. A marcha ativa os músculos do membro inferior e as contracções musculares estimulam a vasodilatação (Milani & Lavie, 2007). O aumento do fluxo sanguíneo (hiperemia ativa) resulta da interação complexa da sinalização local no músculo liso vascular (Barclay et. al., 2001). Parte da sinalização resulta da vasodilatação metabólica e outra parte resulta de alterações no fluxo e na tensão de cisalhamento dentro do vaso, uma vez que a alteração dos ciclos de contração/relaxamento produz um aumento do fluxo sanguíneo (hiperemia reactiva). Assim, a marcha visa o problema fisiológico que precisa de ser adaptado (especificidade) e, se for realizada de acordo com a capacidade do doente, deve sobrecarregar a função vasodilatadora para estimular a melhoria progressiva da capacidade vasodilatadora (CV).

A adaptação fisiológica progressiva é conseguida através de (1) ativação específica do sistema ou processo visado (princípio da especificidade) e (2) sobrecarga repetida do sistema visado (princípio da sobrecarga) (Pearson et al., 2000). Por exemplo, em indivíduos que têm uma resistência vascular significativa medida no membro inferior, esta seria a área alvo. Essa zona seria então sobrecarregada para provocar um aumento da atividade muscular e da resposta muscular e, consequentemente, um aumento do fluxo sanguíneo para essa região. No caso de um indivíduo com diabetes ou DAP, condições que demonstraram demonstrar disfunção endotelial com a consequente redução do fluxo sanguíneo para as extremidades inferiores, a adaptação fisiológica pode ser conseguida: visando os músculos gastrocnémios do membro inferior através da realização de um exercício específico, como a elevação da barriga da perna, e sobrecarregando essa área. Esta ativação do membro inferior perto da capacidade máxima do indivíduo proporcionaria um estímulo de sobrecarga que promoveria a adaptação fisiológica do membro inferior.

Até recentemente, a prescrição de exercício de resistência era contra-indicada para indivíduos com doenças cardiovasculares, uma vez que o exercício de resistência demonstrou promover pressões elevadas e sobrecarga no coração durante a carga isotónica de alta intensidade (Braith & Stewart, 2006). Foram realizados poucos estudos sobre os efeitos do treino de resistência (TR), independentemente do exercício aeróbico, e a sua relação com a função endotelial. Idealmente, se o TR pudesse apresentar resultados comparáveis aos do EA, especialmente no que respeita à saúde das células endoteliais e a cargas de menor intensidade, então este método de TR poderia ser incorporado na reabilitação cardiovascular regular.

O TR é utilizado como uma terapia alternativa para doentes com DCV com o objetivo de aumentar a força ou o tamanho dos músculos para combater a atrofia muscular causada pelo desuso. Foi demonstrado que esta terapia aumenta indiretamente a resistência à fadiga (McGuigan et al., 2001; McDermott et al., 2007; McDermott et al., 2008). Teoricamente, o TR deve ser capaz de fornecer estímulos de oclusão/reperfusão para sobrecarregar ao máximo a resposta vasodilatadora em músculos específicos de interesse. Com o TR, é possível variar a atividade para alterar tanto o tempo de oclusão como o de reperfusão numa combinação que estimule a hiperemia sustentada.

Dados recentes indicam que o exercício físico pode melhorar a vasodilatação dependente do endotélio em seres humanos saudáveis (Clarkson et al., 1999) e, especialmente, nos idosos, melhorar ou inverter algumas das caraterísticas de desempenho relacionadas com a idade, tais como uma diminuição acentuada da massa muscular, da força e da potência (Quieroz, Kanegusuku, Forjaz, 2009). Para além das alterações musculares, o envelhecimento também provoca alterações na função cardiovascular, como a diminuição da complacência arterial (Chetlin, 2003), que leva a um aumento da rigidez arterial, bem como a aumentos progressivos da pressão arterial (Ferrari, Radaelli, Centola, 2003; Taddei et al., 2000). Assim, este estudo examina o efeito do exercício de resistência na hiperemia reactiva nos membros superiores e inferiores, a fim de avaliar o potencial da utilização desta modalidade de exercício para melhorar o fluxo sanguíneo periférico. A hipótese específica testada é que o TR que incorpora o uso de um tempo de contração concêntrica moderada e excêntrica lenta aumentará o tempo de oclusão arterial, melhorando o índice de pulsatilidade em repouso e pós-exercício em maior grau do que um protocolo de TR convencional que utiliza um tempo de contração concêntrica moderada e excêntrica moderada.

Capítulo 1

Revisão da literatura

2.1 Factores de risco associados à DCV. Com o avançar da idade, há um risco acrescido de desenvolver DCV devido a uma diminuição da condutância vascular (especialmente após os 50 anos de idade) e do fluxo sanguíneo basal dos membros (Tanimoto et al., 2009; Anton et al., 2006). A aterosclerose é a principal causa e o principal fator de previsão da DCV. Os factores de risco ateroscleróticos bem definidos incluem o envelhecimento, a obesidade, o consumo de tabaco, a diabetes mellitus, a hipertensão, a hipercolesterolemia, bem como uma história familiar de DCV (principalmente doença cardíaca e/ou acidente vascular cerebral) (Milani & Lavie, 2007). Uma caraterística subsequente da doença é o efeito que tem na estrutura e função da aorta e das artérias periféricas (Hirsch et al., 2006; Makowsky et. al., 2011).

Embora os indivíduos com DCV apresentem mais visivelmente problemas relacionados com as artérias que irrigam o coração e o cérebro, a aterosclerose associada à doença não se limita a essa área. Os depósitos de gordura também se acumulam e afectam o fluxo sanguíneo nas artérias que irrigam os rins e o estômago, bem como os membros periféricos. A história das doenças cardiovasculares no Canadá indica que, como população em geral, os canadianos correm um risco acrescido, uma vez que nove em cada dez indivíduos têm pelo menos um fator de risco para doenças cardíacas e AVC (Public Health Authority of Canada, 2009). Entre os doentes que morreram de DCV, 54% deveram-se a doença cardíaca isquémica, 20% a eventos cerebrovasculares e 23% a enfarte do miocárdio (Shammas, 2007).

2.2 Sintomas. Devido à variedade de condições relacionadas com a DCV, muitos indivíduos que estão em risco de desenvolver DCV são assintomáticos ou têm sintomas atípicos (Williams et al., 2007). Muitos indivíduos não são diagnosticados com DCV até sofrerem um evento como um ataque cardíaco, um acidente vascular cerebral, uma angina ou uma insuficiência cardíaca (Braith & Stewart, 2006).

No entanto, alguns dos sintomas mais frequentes podem incluir dor no peito (angina), falta de ar, dor, dormência, fraqueza ou frieza nos membros periféricos (especialmente com má circulação ou artérias estreitas), dor no pescoço, maxilar, garganta, abdómen superior ou costas (Williams et al., 2007). A má alimentação, o sedentarismo e o tabagismo, bem como uma série de outros factores relacionados com as escolhas de estilo de vida, têm um impacto importante no desenvolvimento da DCV (Braith & Stewart, 2006). A sintomatologia pode limitar gravemente o desempenho das actividades físicas diárias e, muitas vezes, prejudica a capacidade funcional pessoal, social e profissional normal destes doentes, representando assim uma incapacidade (Regensteiner & Stewart, 2001; Robbins et al., 2011). Esta incapacidade pode levar a uma deterioração acentuada e progressiva ao longo do tempo, de tal forma que muitos doentes ficam sem casa ou dependentes de outros (Milani et al., 2007). O tratamento contemporâneo das DCV é dicotomizado numa repartição de objectivos dietéticos e de estilo de vida, que vão desde valores-alvo de pressão arterial, perfis lipídicos, HbA1c (mede o rácio de Hb glicada em relação à Hb total), glicemia em repouso, índice de massa corporal e perímetro da cintura (Banegas et al., 2011). Os parâmetros desses objetivos são direcionados para a melhora dos sintomas e consistem em treinamento de EA, farmacoterapia e revascularização por meio de medidas cirúrgicas. Destes, o treino supervisionado de EA é atualmente recomendado como tratamento de primeira linha e é a única destas intervenções que pode adicionalmente reduzir o risco cardiovascular concomitante (Milani & Lavie, 2007).

2.3 Função vascular e hiperemia do exercício. No início do exercício, o fluxo sanguíneo para os músculos esqueléticos activos aumenta rapidamente para satisfazer a procura metabólica muscular. O mecanismo responsável pela correspondência entre o fornecimento de oxigénio arterial e a procura metabólica no músculo em exercício não é completamente compreendido. A regulação metabólica do tónus vascular é conseguida através de um complexo sistema de sinalização celular que altera diretamente o calibre dos vasos (Barclay et al., 2001). Hiperemia ativa é o termo utilizado para descrever o aumento do fluxo sanguíneo que ocorre com o início da atividade muscular. Ao desenvolver força, o músculo utiliza energia e produz subprodutos metabólicos que podem influenciar a função dos vasos sanguíneos (Barclay et al., 2001). Além disso, durante a contração, a pressão intramuscular aumenta, o que pode comprimir os vasos de entrada, causando redução ou oclusão do fluxo (Barclay et al., 2001; Valic et al., 2002). Durante a contração, o músculo comprime as veias dentro do músculo e expulsa o conteúdo venoso em direção ao coração. O fluxo unidirecional é assegurado através da circulação venosa, que contém válvulas unidireccionais, e o aumento do gradiente de pressão arteriovenosa resulta num aumento do influxo arterial para o músculo esquelético (Valic et al., 2005).

A capacidade de manter taxas metabólicas elevadas durante a atividade física depende de um fornecimento constante de energia a partir de fontes metabólicas oxidativas, o que requer um fornecimento adequado de sangue. Assim, é essencial fazer corresponder o fornecimento de oxigénio à procura metabólica deste substrato essencial. Numa vasta gama de exigências metabólicas, existe uma relação linear estreita entre o fornecimento de oxigénio e a utilização de oxigénio em condições de estado estacionário (Hughson, 2003).

A taxa metabólica muscular é alterada por mudanças no tipo de contração (isométrica, isotónica), frequência, duração e quantidade de força desenvolvida. Foi demonstrado que existe um efeito competitivo negativo e positivo das contracções e relaxamentos musculares dinâmicos na perfusão muscular (Lutjemeier et al., 2005). O efeito positivo é o efeito de bomba muscular, que é um mecanismo rápido e localizado para aumentar o fluxo sanguíneo através do músculo esquelético ativo, para além de promover o retorno venoso. O efeito negativo é que, durante a contração do músculo esquelético, a compressão de todos os vasos impede a perfusão dos tecidos, aumentando a resistência ao influxo arterial. Vários investigadores estudaram o fluxo sanguíneo nos músculos contraídos em humanos, manipulando simultaneamente a pressão venosa através do posicionamento de um membro acima ou abaixo do nível do coração (Clifford & Hellsten 2004; Rowell 2004). Todos os resultados destes estudos favorecem a hipótese de que existe uma contribuição da bomba muscular para o aumento inicial do fluxo sanguíneo durante o trabalho muscular, actuando em conjunto com a vasodilatação metabólica (Nadland, Walloe, & Toska, 2009).

Após a ocorrência de um estímulo, o fluxo sanguíneo aumenta rapidamente a partir dos níveis de repouso (fase rápida), passa por uma fase em que determina o nível de fluxo sanguíneo necessário (fase de procura) e, finalmente, atinge um nível estável (fase de correspondência) durante o qual o fluxo satisfaz mais exatamente as exigências do músculo esquelético (ver Figura 1). A duração e a taxa destas alterações variam com as caraterísticas da estimulação e o tipo de contração (Barclay et al., 2001).

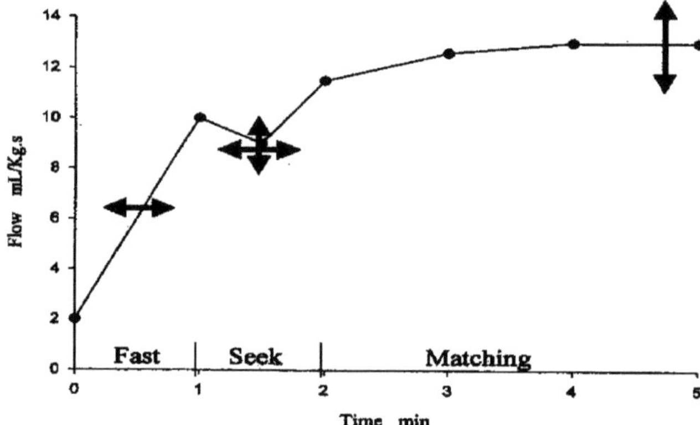

Figura 1 - Padrão de alteração do fluxo sanguíneo para um músculo esquelético estimulado a contrair-se no tempo 0. O padrão é normalmente dividido em três componentes: uma fase rápida, uma fase de procura e um fluxo de nível estável ou fase correspondente. As setas indicam componentes que variam consoante as condições de estimulação (Barclay, Murrant, Woodley, Reading, 2001).

Para avaliar o sistema regulador envolvido na hiperémia do exercício, é necessário ter em conta a organização do leito vascular e, em especial, da microvasculatura. Durante muitos anos, a secção transversal da parede arteriolar foi vista funcionalmente como uma camada de músculo liso vascular (VSM), com o número de camadas a aumentar à medida que o raio do vaso aumenta. A complexidade funcional da parede do vaso aumentou dramaticamente com a identificação por Furchgott e Zawadski (1980) da atividade biológica associada à camada de células endoteliais. A identificação de junções homocelulares (entre as células do VSM e as células endoteliais) e de junções heterocelulares (entre as células do VSM e as células endoteliais) acrescentou outra dimensão ao potencial regulador vascular (Figueroa & Duling, 2009). A presença destas junções de hiato sugere que a íntima e a média do vaso existem como um sincício no qual a informação flui ao longo e/ou através da parede (Barclay et al., 2001). Nas arteríolas terminais, a dilatação local causada pela contração do músculo esquelético pode ser transmitida a montante ao longo do vaso através das junções comunicantes (Murrant, Kim, & Sarelius, 2001). Assim, existe um componente retrógrado e longitudinal na transmissão de informações fisiológicas através do sistema vascular. Barclay et al (2001) propuseram que uma unidade de função vascular que utiliza sinalização local e retrógrada era responsável por estabelecer o raio arteriolar e o número de capilares perfundidos necessários para fazer corresponder a hiperemia à atividade muscular (Barclay et al., 2001). Ver Figura 2 abaixo para uma ilustração da potencial comunicação célula a célula que foi observada em laboratório.

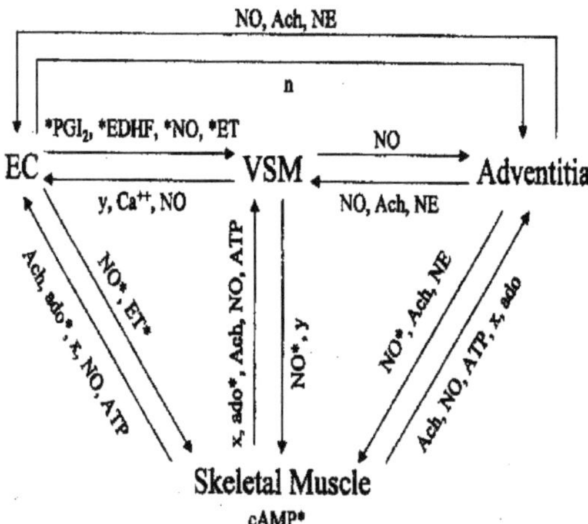

Figura 2 - Potenciais sinais que podem interagir para regular a função da unidade funcional arteríola e músculo esquelético. Ach = acetilcolina; ado = adenosina; ATP = adenosina trifosfato; EDHF = fator hiperpolarizante derivado do endotélio; ET = endotelina-1; NE = norepinefrina; NO = óxido nítrico; PGI2 = prostaglandina I2 ou prostaciclina. O "x" representa os vasodilatadores metabólicos. O "y" representa produtos desconhecidos do músculo liso vascular. O "n" representa produtos desconhecidos do endotélio. CE indica células endoteliais e VSM indica células do músculo liso vascular (Barclay, Murrant, Woodley, Reading, 2001).

O NO é a principal substância vasodilatadora libertada pelo endotélio. É um gás lábil, solúvel em lípidos, sintetizado a partir da L-arginina através da ação da enzima eNOS após estimulação quer por tensão de cisalhamento/aumento do fluxo através do lúmen do vaso (com a consequente vasodilatação mediada pelo NO que tende a normalizar a tensão de cisalhamento) quer por agonistas endoteliais como a bradicinina ou a acetilcolina (Budel, Bartlett, Segel, 2003). O exercício físico aumenta o fluxo sanguíneo e a tensão de cisalhamento, resultando num aumento da produção de NO e na regulação positiva da atividade constitutiva da eNOS (Di Fransecomarino et al., 2009). A tensão de cisalhamento é um estímulo fisiológico potente para a libertação de NO, desempenhando um papel na vasodilatação, bem como noutros mecanismos moleculares, como a produção de superóxido (Di Fransecomarino et al., 2009). Episódios repetidos de aumento do fluxo sanguíneo com o exercício podem provocar uma melhoria da função endotelial e conduzir aos benefícios a longo prazo do exercício regular. Uma melhoria da função vasodilatadora reduziria as complicações da doença vascular aterosclerótica. É provável que o mecanismo envolva aumentos crónicos da produção de NO, mediados por um aumento da expressão da eNOS.

Existem vários outros compostos vasoactivos e numerosas fontes celulares destes compostos no tecido muscular esquelético: as células musculares esqueléticas formam NO, prostaglandinas, adenosina, lactato e K^+ ; as células endoteliais libertam NO, adenosina, K^+ , ATP, ácidos eicosatrienóicos e prostaglandinas; e os glóbulos vermelhos podem libertar ATP e NO. Além disso, os vasodilatadores podem ser libertados pelos terminais nervosos (por exemplo, ACh, ATP). Sabe-se que todos os vasodilatadores acima mencionados, com exceção dos ácidos eicosatrienóicos, aumentam no fluido extracelular das células musculares esqueléticas em resposta à contração muscular. Uma vez que estes compostos são vasodilatadores potentes, podem potencialmente exercer algum efeito nas células do músculo liso vascular. É de salientar que existem múltiplas fontes celulares para a maioria destes compostos vasodilatadores e que estes podem atuar através de mais do que um mecanismo para influenciar a hiperemia do exercício (Clifford & Hellsten, 2004).

Os numerosos estudos de inibidores realizados até à data revelam que nenhum dos compostos estudados parece ser essencial para a hiperémia do exercício, uma vez que o efeito de um vasodilatador pode geralmente ser bloqueado sem uma alteração do fluxo sanguíneo. No entanto, essas observações não excluem a possibilidade de que a falta de efeito possa ser devida a um efeito compensatório de outro vasodilatador. Esta redundância entre os compostos vasodilatadores foi observada tanto in vivo como in vitro. É provável que a importância de compostos vasodilatadores específicos varie ao longo de diferentes fases do fluxo sanguíneo, como no caso de um início de exercício até ao estado estacionário (Clifford & Hellsten, 2004).

2.4 Utilização de exercício aeróbico para melhorar a função vascular em doentes com DCV. Como já foi

referido, o treino supervisionado de EA é atualmente recomendado como tratamento de primeira linha para indivíduos com DCV. Um programa de intervenção típico para doentes com DCV consiste em três sessões de exercício por semana durante 12 semanas (Spronk et al., 2009; McDermott et al., 2009). Cada participante começa com um período de aquecimento de cinco minutos, seguido de 50 minutos de AE intermitente e um arrefecimento de cinco minutos. A passadeira começa com uma inclinação de zero por cento e uma velocidade de 3,2 km/h. A gravidade do risco de DCV pode ser calculada utilizando uma ferramenta de análise de risco a 10 anos, tendo em conta o consumo de tabaco, a idade, o sexo, o colesterol HDL, o colesterol total e o estado da glicemia. Os resultados baseiam-se em percentagens, em que um risco de um por cento está associado a um "risco baixo"; um risco de três a cinco por cento está associado a um "risco moderado"; e um risco de cinco por cento está associado a um "risco elevado"; mais de 15 por cento está associado a um "risco grave ou muito elevado" (Perk et al., 2012). Durante cada sessão, os doentes são instruídos a caminhar, a menos que sintam qualquer tipo de dor ou desconforto no peito, e a descansar sentados numa cadeira. Assim que a dor diminuir, a caminhada recomeça, com repetidas sessões de AE e repouso, idealmente durante um total de 50 minutos. Quando o participante consegue caminhar durante dez minutos sem dor ou desconforto no peito, a inclinação da passadeira é aumentada em 0,5 por cento na sessão seguinte. Quando a inclinação tiver sido aumentada até um máximo de 5%, a velocidade é aumentada 0,5 km/h de cada vez para aumentar progressivamente a intensidade do exercício. O objetivo deste procedimento progressivo é sobrecarregar continuamente o sistema cardiovascular e os músculos que estão activos durante a marcha
(Wang et al., 2009). São registados o nível de dor/desconforto, a distância percorrida sem dor e a distância máxima percorrida. (Sakamoto et al., 2009; Wang et al., 2009).

Existem fortes evidências que apoiam o papel central do treino de AE para melhorar a capacidade de marcha dos doentes com dor/desconforto no peito (Gardner et al., 2001). Em particular, o treino supervisionado de EA em hospitais é considerado eficaz e é recomendado como estratégia de tratamento inicial para doentes com sintomas associados a DCV, como a dor/desconforto no peito. O grau de melhoria da capacidade de andar após o treino supervisionado de AE demonstrou ser significativamente melhor do que o do treino em casa, como "ir para casa e dar passeios" (McDermott et al., 2004). A prática regular de EA ou a melhoria da atividade física estão associadas a um aumento do tempo de marcha sem dor (Wang et al., 2009), a uma melhoria da pressão arterial (Wang et al., 2006), do perfil lipídico sérico (Brendle et al., 2001), do controlo glicémico (Izquierdo-Porrera et al., 2000) e da adiposidade central (Terjung et al., 2002).

Uma meta-análise de 22 ensaios aleatórios e não aleatórios de treino supervisionado de EA revelou que o tempo de marcha sem dor melhorou em média 180% e o tempo máximo de marcha aumentou 120% (Watson, Ellis & Leng, 2009). Uma meta-análise separada da Colaboração Cochrane, que avaliou apenas ensaios aleatórios e controlados, concluiu que os EA melhoraram a capacidade máxima de marcha numa média de 150% (Leng, Fowler & Ernst 2000; Milani & Lavie, 2007). Também foi demonstrado que as melhorias induzidas pelos EA na capacidade de andar se traduzem em aumentos na atividade diária de rotina (Gardner et al., 2001). Este estudo também relatou que 6 meses de treino de AE melhoraram a capacidade de andar na passadeira, acompanhada por um aumento de 31% na atividade diária de rotina, medida por acelerometria. Além disso, a atividade física auto-relatada melhorou em 62%, sugerindo que os próprios doentes apreciaram esta melhoria funcional (Garg et al., 2006; Sakamoto et al., 2009).

Num estudo realizado por Brendle et al., (2001) os resultados de um programa de reabilitação com EA de 6 meses melhoraram a função endotelial, tal como indicado por um aumento da vasodilatação mediada pelo fluxo da artéria braquial em doentes com DCV sintomáticos com e sem DAP. O treino de reabilitação com exercício aumentou o tempo até ao início e à dor máxima da claudicação. Estes resultados estão de acordo com estudos anteriores que demonstraram um aumento do tempo até ao início e da dor máxima de claudicação. Meta-análises relataram efeitos positivos de programas de reabilitação de EA na distância percorrida em pacientes com claudicação intermitente (CI) em estudos randomizados e não randomizados. Vários ensaios clínicos documentaram os efeitos benéficos dos programas de treino de EA de baixa a moderada intensidade na melhoria da capacidade funcional em doentes com DAP. Consequentemente, esses pacientes podem melhorar os sintomas de claudicação após apenas alguns meses de reabilitação, e é provável que apresentem uma melhora contínua depois disso. Para além de melhorar a função endotelial e a tolerância ao exercício, 6 meses de reabilitação com EA melhoraram o fluxo sanguíneo na barriga da perna após uma resposta isquémica (Brendle et al., 2001)

2.5 Utilização de exercícios de treino de resistência para melhorar a função vascular em doentes com DCV

Estudos anteriores sugerem que é a isquemia crónica resultante da DCV, e não o desuso, o principal fator que causa a atrofia das fibras (McGuigan et al., 2001). A área das fibras é reduzida em doentes com DCV sintomática em comparação com controlos saudáveis com a mesma idade. O TR em doentes com DCV fornece um modelo único de como o músculo esquelético responde à isquemia crónica. Os resultados da diminuição da força muscular e do tamanho dos músculos flexores plantares em pacientes com DCV podem potencialmente permitir que o TR seja uma intervenção que pode traduzir-se em benefícios positivos para a marcha e a força. No entanto, a eficácia dos programas de TR a longo prazo (ou seja, seis meses) não foi determinada em doentes com DCV sintomática. Uma vez que as anomalias do músculo esquelético são uma limitação importante à tolerância à AE em doentes com DCV, e a força muscular afecta a sua capacidade de realizar tarefas diárias (McGuigan et. al., 2001; McDermott et al., 2007; McDermott et al., 2008). Uma série de projectos de investigação que envolvem a atividade física (tanto o exercício físico como a atividade física) como opção de tratamento para doentes com DCV têm como objetivo a saúde geral do indivíduo. Embora tenha havido resultados promissores em estudos sobre a melhoria da saúde vascular, ainda há pouca investigação sobre a adaptação vascular ao TR em doentes com DCV estabelecida ou indivíduos com função vascular reduzida (McDermott et al., 2007; McDermott et al., 2008).

Como consequência da DCV, muitos doentes tornam-se inactivos, causando atrofia da zona muscular da barriga da perna e uma redução da força nas pernas. Este facto agrava a sua condição, causando uma perda ainda maior da massa muscular, da força e da resistência dos membros inferiores (Ryan, Katzel, Gardner, 2000; McDermott et al., 2007; McDermott et al., 2008). O consumo máximo de oxigénio em doentes com claudicação é geralmente metade do de indivíduos normais da mesma idade, o que indica um nível de incapacidade semelhante ao de doentes com insuficiência cardíaca de classe III da New York Heart Association (Hiatt et al., 2001; American Diabetes Association, 2003). Nos doentes com DCV, a redução da força das pernas e a atrofia das extremidades inferiores têm sido associadas à gravidade da doença e ao desempenho funcional. Os mecanismos subjacentes à diminuição da força muscular ainda não foram totalmente elucidados, mas foi demonstrada uma desnervação das fibras musculares e uma diminuição da área da secção transversal das fibras do tipo II (McDermott et al., 2004). Os benefícios do treino de resistência em doentes com DCV são reconhecidos. No entanto, apesar de muitos estudos terem investigado o treino de resistência, os ensaios clínicos de TR das extremidades inferiores em pessoas com DCV têm sido pequenos, com resultados mistos e excluíram participantes com DCV sem sintomatologia clássica (McDermott et al., 2009).

Para além de melhorar a força, o treino de força tem sido reportado como sendo capaz de melhorar o desempenho de resistência através da melhoria da economia de marcha (Osteras, Helgerud, Hoff, 2002; Hoff et al., 2007). A economia de marcha, definida como o custo de oxigénio numa carga de trabalho de marcha submáxima, é um dos três factores que determinam um desempenho de resistência aeróbica, sendo os outros dois o limiar de lactato e o consumo máximo de oxigénio. A economia de marcha é reduzida em doentes com claudicação, na medida em que os padrões de marcha se alteram para favorecer a estabilidade em detrimento da velocidade. Após um programa de treino de força, foi demonstrado que a economia de marcha melhora em 5-20% em doentes com DCV e em doentes com outras doenças crónicas, como evidenciado por uma diminuição do consumo de oxigénio em cargas de trabalho submáximas (Wang et. al., 2009). A apoiar este conceito estão os relatórios que utilizam programas de exercício alternativos, incluindo o TR e o treino intervalado de intensidade moderada (Wang et. al., 2009, Adams et. al., 2006), cada um deles produzindo melhorias tão boas ou maiores na resistência e na economia da marcha do que os programas de exercício aeróbico padrão. A observação de que os pacientes com DCV têm fraqueza muscular fornece uma forte justificação para o treino de força dos grupos musculares das extremidades inferiores, de modo a melhorar a capacidade de caminhar, uma vez que a diminuição da força muscular nas extremidades inferiores está correlacionada com um aumento da prevalência de DCV (McGuigan et. al., 2001; Wang et al., 2009).

Um estudo de Wang e colegas (2009) analisou a duração de oito semanas do treino de força em doentes com DCV. O seu protocolo de treino de força consistiu em quatro séries de cinco repetições de um leg press dinâmico com ênfase na mobilização máxima de força na ação concêntrica e uma intensidade ajustada progressiva correspondente a 85-90% da 1RM de cada participante. O estudo demonstrou um aumento de 31% em 1RM, um auménto de 103% na taxa dinâmica de desenvolvimento de força. O aumento da força nos doentes com DCV do estudo levou a um melhor desempenho da resistência e, consequentemente, da capacidade de caminhar, melhorando a economia de marcha dos doentes. O programa de treino de força resultou num aumento de 9,7 por cento na economia de marcha durante a marcha contínua numa passadeira horizontal. O aumento da força de 1RM induzido pelo programa de treino de força também se correlacionou positivamente com a taxa de desenvolvimento de força e com a melhoria da economia de marcha. Além disso, a economia de marcha melhorada correlacionou-se positivamente com a melhoria observada de 13,6 por cento no tempo até à exaustão. Apesar dos achados documentados em indivíduos saudáveis, há poucas evidências dos efeitos do treinamento de força no tempo de caminhada até a exaustão em pacientes com DCV.

O efeito do TR na função muscular tem sido estudado em pormenor, especialmente no que diz respeito aos benefícios diretos da DCV e, mais especificamente, da função vasodilatadora. O TR, através da isquemia frequentemente induzida, estimula efetivamente respostas adaptativas na vasodilatação endotelial, o que seria especialmente útil em populações que demonstram doença vascular (Adams et al., 2006). A exposição periódica a episódios repetidos de hiperémia induzida pelo exercício deverá aumentar o fluxo sanguíneo e aumentar a resposta vascular do óxido nítrico (NO) e da prostaciclina, promovendo assim a vasodilatação. A investigação demonstrou que o TR melhora a hemorreologia, facilitando assim o fornecimento de oxigénio ao músculo esquelético isquémico (Adams et. al., 2006). Embora os doentes com doença coronária demonstrem melhorias significativas na viscosidade do sangue e na extração de oxigénio dos tecidos após a RT formal, estes benefícios podem ser ainda mais aplicáveis a doentes com DCV e doenças relacionadas (Wang et al., 2009).

2.6 Como é que o treino de resistência pode melhorar a função vascular. O endotélio vascular desempenha um papel importante na modulação do tónus e da função vascular, sintetizando e libertando NO (Tanaka et al., 2006). O exercício físico aumenta o fluxo sanguíneo e a tensão de cisalhamento, o que resulta num aumento da produção de NO e na regulação positiva da atividade da óxido nítrico sintase endotelial constitutiva (eNOS). O shear stress é um potente estímulo fisiológico para a libertação de NO, interferindo não só na vasodilatação mas também noutros mecanismos moleculares como a produção de superóxido. Episódios cíclicos repetidos de oclusão seguidos de aumento do fluxo sanguíneo, quer mecanicamente, através da utilização de uma braçadeira externa (Heffeman et al., 2007), quer através da oclusão natural que ocorre com a RT. Episódios regulares e continuados podem provocar uma melhoria da função endotelial e conduzir aos benefícios a longo prazo do exercício regular que, em última análise, reduziriam as complicações da doença vascular aterosclerótica. É provável que o mecanismo envolva aumentos crónicos na produção de NO, mediados por um aumento da expressão da eNOS (Di Francescomarino et al., 2009).

Nas AE rítmicas, como a corrida, o ciclismo, etc., o fluxo sanguíneo para os músculos esqueléticos em contração também pode ficar limitado ou ocluído durante o período de contração devido a um aumento da pressão intramuscular e, consequentemente, a maior parte do fluxo sanguíneo ocorre durante o período de relaxamento entre as contracções (Su et al., 2009). Lutjemeier et al. (2005) referiram que, embora a bomba muscular tivesse um efeito líquido positivo no fluxo sanguíneo muscular à taxa de trabalho mais leve e pudesse proporcionar uma perfusão suficiente ao músculo em atividade, a taxas de trabalho mais elevadas, qualquer aumento do fluxo durante o relaxamento era insuficiente para compensar totalmente a impedância induzida pela contração na perfusão muscular. A compressão das veias durante os ciclos repetidos de relaxamento da contração muscular ajuda o retorno venoso ao coração e tem sido postulado que aumenta a perfusão do músculo esquelético ao reduzir a pressão venosa a jusante durante o relaxamento através do efeito de bomba muscular (Lutjemeier et al., 2005; Clifford & Jasperse 2007).

Durante a atividade muscular estática, a oclusão sanguínea ocorre devido à compressão mecânica dos vasos sanguíneos que ocorre devido à tensão desenvolvida pela contração muscular. Isto também aumenta a pressão intramuscular e diminui o fluxo sanguíneo para a região. Consequentemente, o fluxo sanguíneo para o músculo em exercício diminui, ou mesmo cessa, se a força desenvolvida for suficientemente elevada (50-80 por cento MVC) para ultrapassar o aumento da pressão de perfusão. Esta oclusão temporária do sangue provoca um aumento dos metabolitos, bem como um nível mais elevado de tensão de cisalhamento, que se demonstrou aumentar até cinco vezes o valor de repouso (Kagaya & Homma, 1997). O TR permitiria manipular o tempo de oclusão e reperfusão, variando o ciclo de trabalho do exercício de TR. Um trabalho-piloto realizado no Laboratório de Fisiologia do Exercício da UNB sugeriu que a variação do ciclo de trabalho para episódios mais longos de oclusão e curtos de reperfusão aumentava significativamente a hiperemia pós-exercício, em comparação com ciclos curtos de oclusão-reperfusão que imitam de perto a corrida (ver Apêndice - secção um).

Um estudo realizado no Instituto Nacional de Saúde e Nutrição em Tóquio, Japão, examinou o treino de resistência de baixa intensidade com movimentos lentos e geração de força tónica (LST) versus um grupo de treino de resistência de alta intensidade (HN) com contracções de velocidade normal. O resultado medido foi o fluxo sanguíneo basal do membro. O movimento do exercício LST foi realizado para obter uma geração de força contínua ao longo do movimento do exercício de resistência, que se baseia na presunção de que a geração de força contínua a >40% da contração voluntária máxima demonstrou suprimir o fluxo sanguíneo para o músculo e o fluxo de saída do mesmo devido a um aumento da pressão intramuscular. Os resultados indicam que o TR, mesmo no LST, que utilizou uma carga mecânica relativamente baixa, é eficaz para aumentar o fluxo sanguíneo femoral basal. Verificou-se um aumento de 18% no fluxo sanguíneo femoral basal com um aumento de apenas 3% no tamanho do músculo da perna. Além disso, os aumentos no fluxo sanguíneo relativo à massa muscular da perna nos dois grupos de treino foram quantitativamente iguais aos aumentos no fluxo sanguíneo da perna inteira. O LST promove hipertrofia muscular e ganho de força comparáveis aos do HN sem carga mecânica elevada. O LST é proposto como um método de exercício de resistência seguro e útil não só para hipertrofia muscular e ganho de força, mas também para aumentar o fluxo sanguíneo periférico e a condutância vascular como um efeito adicional (Tanimoto et al., 2009).

Foi demonstrado que o TR de alta intensidade reduz a complacência arterial e aumenta a rigidez arterial (Miyachi et al. 2004; Cortez-Cooper et al. 2005; Okamoto et al. 2006). Em contrapartida, o TR habitual de intensidade moderada não reduz a complacência arterial central em adultos de meia-idade e idosos (Cortez-Cooper et al. 2008). Foi sugerido que o TR de baixa intensidade, com ênfase numa técnica de elevação e descida "lenta", exerce um efeito benéfico na função vascular (Okamoto et al. 2008). Foi demonstrado que o TR de alta intensidade aumenta a rigidez arterial (Miyachi et al. 2004; Cortez-Cooper et al. 2005), o que não é normalmente recomendado para a maioria da população. A elevação aguda e intermitente da pressão arterial durante o exercício de resistência de alta intensidade pode induzir o endurecimento arterial, que é um determinante importante da rigidez arterial crónica. A regulação da pressão arterial está associada a uma atividade nervosa simpática basal elevada e aos efeitos da noradrenalina elevada no tónus da VSM (Okamoto, Masuhara, Ikuta, 2011).

2.7 Objetivo: Com este conhecimento em mente, o desenho do estudo testou um programa de TR que tentava simular este princípio de uma contração isométrica prolongada. O objetivo era induzir uma resposta de treino no sistema vascular, caracterizada por um aumento da CV. O objetivo deste trabalho foi desenvolver orientações baseadas em evidências para a utilização do TR para melhorar a CV de grupos musculares específicos (ou seja, os flexores plantares do membro inferior).

Um dos objectivos deste estudo foi determinar o método mais benéfico de TR que visasse um efeito de treino no sistema vascular. Este estudo tentou aumentar o fluxo sanguíneo para as áreas de trabalho do corpo, bem como aumentar a CV em repouso através do TR. Assim, o objetivo deste estudo era determinar se os indivíduos idosos que participassem num programa de TR com ênfase na contração excêntrica lenta experimentariam um aumento da CV relacionado com a função endotelial.

2.8 Declaração de hipótese alternativa: Em participantes mais velhos do sexo masculino, o treino de resistência realizado com uma fase de contração excêntrica lenta (um segundo de contração; cinco segundos de excêntrica) é comparado com o treino de resistência que utiliza um tempo de oclusão curto (um segundo concêntrico; um segundo excêntrico):

i) melhorar o índice de pulsatilidade em repouso e pós-exercício nas artérias braquial e poplítea.

ii) melhorar o pico sistólico em repouso e após o exercício nas artérias braquiais e poplíteas.

iii) melhorar a velocidade média do sangue em repouso e após o exercício nas artérias braquial e poplítea

iv) melhorar as variáveis do exercício físico, especificamente a força músculo-esquelética e a resistência à marcha

v) diminuir as variáveis relativas às doenças cardiovasculares, nomeadamente o repouso frequência cardíaca, pressão arterial sistólica, diastólica e média

vi) diminuir os dados antropométricos, especificamente o perímetro da cintura e o índice de massa corporal

2.9 Hipótese nula: Cada uma das hipóteses acima referidas será examinada como uma hipótese nula.

Capítulo 2

Metodologia

3.1 Participantes. Os participantes (n = 14) foram recrutados na população em geral da área da Grande Fredericton, através de um cartaz online, de um boletim informativo eletrónico e do boca a boca. Os critérios de inclusão incluíam o género masculino, idade igual ou superior a 50 anos, capacidade de se comprometer com duas datas de teste pré-treino, bem como com o programa de RT de seis semanas. Os critérios de exclusão incluíam o seguinte: amputação importante, cirurgia importante ou enfarte do miocárdio nos últimos 3 meses, bem como a participação atual noutros ensaios clínicos relacionados com o exercício. Todos os participantes deram o seu consentimento escrito e informado (apêndices, secção dois) antes de se envolverem em quaisquer procedimentos relacionados com o estudo. Os participantes foram obrigados a preencher um formulário PAR-Q & YOU (apêndices, secção três) antes de serem elegíveis para a prática de qualquer tipo de exercício relacionado com o estudo. Os participantes que respondessem "sim" a qualquer um dos itens do formulário "PAR-Q e YOU" deveriam ter um formulário "PAR MED-X" preenchido pelo seu médico para obter autorização médica para o seu envolvimento no programa (apêndices, secção quatro). Todos os procedimentos de teste tiveram lugar no Laboratório de Fisiologia do Exercício da Faculdade de Cinesiologia da Universidade de New Brunswick. Todas as sessões semanais de TR supervisionadas foram realizadas no ginásio oeste, localizado no ginásio Lady Beaverbrook. A conceção e a metodologia deste estudo foram revistas e aprovadas pelo conselho de ética em investigação da UNB (REB#2012-038). Ver apêndices, secção cinco, para uma apresentação e reapresentação completas do documento de investigação e ética.

3.2 Projeto experimental. Este foi um projeto de investigação quase-experimental de pré-teste e pós-teste. O estudo de 10 semanas avaliou as alterações nos índices de funcionamento vascular, frequência cardíaca em repouso (FCR), pressão arterial sistólica (PAS) e diastólica (PAD), resistência aeróbica, força muscular e medidas antropométricas antes e depois da conclusão do programa de RT de seis semanas que utilizou tempos de contração concêntricos e excêntricos longos ou curtos para alterar o tempo de oclusão vascular por repetição. As medições de base foram efectuadas uma e quatro semanas antes do início do treino de resistência. Este período de avaliação de base serviu como medida de estabilidade nos índices de interesse. Durante os testes de base, os participantes receberam formação sobre os princípios do TR e familiarizaram-se com o equipamento de treino de força e os exercícios que iriam ser utilizados durante a fase de TR de seis semanas. Após a avaliação inicial, os participantes foram colocados no grupo de contração excêntrica lenta (SEC) ou no grupo de treino de resistência convencional (CRT). O grupo SEC foi colocado nas sessões de TR da manhã e o grupo TRC foi colocado nas sessões de TR da tarde. Os participantes foram afectados a um dos grupos com base na sua disponibilidade. Se estivessem disponíveis para ambas as sessões, eram aleatoriamente afectados a um grupo da manhã ou da tarde. Foi utilizado um teste T para avaliar as diferenças entre os grupos após o pré-teste (idade, nível de aptidão física (TC6), força músculo-esquelética (tabela 1), índice de pulsatilidade, pico sistólico, velocidade média do sangue para o teste de relação um para um (tabela 3) e o teste de relação cinco para um (tabela 5). Não foram encontradas diferenças significativas entre os grupos antes do protocolo de intervenção.

O teste de força foi medido no início do programa de TR de seis semanas e após a conclusão do programa de TR. Por razões de segurança e de experiência dos participantes em TR, os participantes completaram um teste de 10 repetições máximas, em vez de efectuarem um teste de uma repetição máxima para medir a força. Este teste foi avaliado utilizando a equação de Brzycki para estimar uma repetição máxima: uma repetição máxima = peso levantado / (1,0278 - (,0278 * Reps)) (Brzycki, 1993).

A intervenção consistiu num programa de TR supervisionado de seis semanas, três vezes por semana. Cada sessão tinha a duração de uma hora, num total de três horas por semana. Este estudo consistiu em dois grupos de treino; um grupo CRT (n=7) e um grupo SEC (n=7). O protocolo de exercício para cada sessão consistiu num período de aquecimento de 10 minutos de caminhada de baixa intensidade para iniciar adequadamente um aumento seguro da frequência cardíaca da pressão arterial. Seguiu-se um período de arrefecimento de cinco minutos de alongamentos de baixa intensidade para que a frequência cardíaca voltasse aos níveis anteriores ao exercício. Cada grupo efectuou três séries com um minuto de descanso entre cada série. O grupo CRT efectuou 12 repetições por série, enquanto o grupo SEC efectuou cinco repetições por série. O grupo CRT tinha como objetivo uma relação trabalho/repouso de um segundo de contração concêntrica, um segundo de contração excêntrica e um segundo de repouso no final de cada contração excêntrica (três segundos por repetição x 12 repetições = 36 segundos). O grupo de treino SEC tinha como objetivo uma relação trabalho/repouso de um segundo de contração concêntrica, cinco segundos de contração excêntrica e um segundo de repouso (sete segundos por repetição x cinco repetições = 35 segundos). A carga de treino para cada grupo foi determinada pelos valores de 10 repetições máximas dos testes de força e depois ajustada à percentagem de repetições máximas adequada (86% para as cinco repetições máximas e 70% para as 12 repetições máximas). Recomenda-se que a carga de treino seja aumentada em 2-10% quando o indivíduo consegue realizar a carga atual por uma a duas repetições acima do número desejado (American College of Sports Medicine, 2009). O programa de treino de corpo inteiro necessitou de dois dias para ser concluído. O primeiro dia de treino consistiu em exercícios que visavam o peito, as costas e os braços (CBA). O segundo dia de treino consistiu em exercícios que visavam as pernas, os ombros e o núcleo (LSC). A sessão de CBA consistiu em supino, chest fly, lat-pull down, remada sentada, remada curvada, bicep curl, extensão de tríceps. A sessão de LSC consistia em agachamentos, leg press, walking lunges, press de ombros com halteres, elevações laterais, bem como vários exercícios de core. Cada sessão de treino foi separada por um mínimo de 48 horas (ver Figura 3).

Regimento de formação típico

Semana	Domingo	Segunda-feira	Terça-feira	Quarta-feira	Quinta-feira	Sexta-feira	Sábado
1	Descanso	CBA	Descanso	LSC	Descanso	CBA	Descanso
2	Descanso	LSC	Descanso	CBA	Descanso	LSC	Descanso

Figura 3: Duas de seis semanas de um ciclo de treino típico (CBA: Peito, Costas, Braços LSC: Pernas, Ombros, Core)

Caracterização da saúde dos participantes

3.3 . Dados demográficos Foi preenchido um questionário sobre a história clínica dos participantes (apêndices, secção 6) para recolher a idade dos participantes e informações sobre lesões ou problemas de saúde anteriores.

3.4 . Dados antropométricos. O peso corporal e a altura foram medidos utilizando uma balança médica e um estadiómetro (Seca 763, Hamburgo, Alemanha) com uma precisão de 0,1 kg e 0,1 cm, respetivamente. O índice de massa corporal (IMC) foi calculado utilizando a massa corporal dos participantes em quilogramas dividida pela sua altura em metros quadrados (kg/m^2). O perímetro da cintura foi medido com uma fita métrica de plástico normalizada, com uma aproximação de 0,1 cm, utilizando o protocolo revisto do CSEP (McGuire & Ross, 2008).

3.5 Índice tornozelo-braquial. Depois de o participante ter estado deitado em repouso durante 10 minutos, foi colocado um esfigmomanómetro de tamanho padrão (10 cm) à volta do tornozelo do participante, entre o maléolo e o gastrocnémio, e insuflado. Foi utilizado um ultrassom Doppler laser e uma sonda de lápis (5MHz) para detetar o reaparecimento do fluxo sanguíneo para além da braçadeira quando a pressão no esfigmomanómetro é libertada. O reaparecimento do fluxo sanguíneo representa a pressão arterial sistólica. As pressões sanguíneas sistólicas foram registadas duas vezes na artéria dorsal posterior da perna esquerda e direita. A pressão arterial sistólica braquial foi obtida em ambos os braços na artéria braquial. O ITB foi calculado como o valor mais elevado da pressão arterial sistólica do tornozelo dividido pelo valor mais elevado da pressão arterial braquial (McDermott et al., 2000).

3.6 Análise de sangue. Foi recolhida uma amostra de sangue após um jejum de duas horas. Foram analisados a glicemia plasmática e o perfil lipídico (LDL, HDL, triglicéridos, colesterol total). O procedimento de recolha de sangue foi conduzido pelo supervisor do projeto. O dedo do participante foi esterilizado com uma compressa de álcool. Em seguida, o dedo foi perfurado com uma lanceta (BD Microtainer Contact Activated Lancet, Becton Dickinson Company, New Jersey, EUA) e o sangue foi recolhido num recipiente de plástico para microcolheita (BD Microtainer Blood Collection Tubes, Becton Dickinson Company, New Jersey, EUA). De seguida, o dedo dos participantes foi limpo e mantido durante 30-90 segundos com uma gaze esterilizada (Stensvold, 2010). A amostra foi analisada com um analisador de química clínica (Reflovet Plus, Roche, Basileia, Suíça). Para o efeito, uma amostra de sangue foi pipetada para a tira de teste reagente (Reflotron Test Strips, Roche, Basileia, Suíça) e depois colocada na câmara de medição.

3.7 Qualidade de vida. O Walking Impairment Questionnaire (WIQ) é uma ferramenta de avaliação comum para condições associadas a doenças vasculares e disfunção endotelial (McDermott et al., 1998). Este inquérito (apêndices, secção 7) foi preenchido antes do início da intervenção de TR e após a conclusão da intervenção, na semana 10.

Avaliação da função cardiovascular

3.8 Frequência cardíaca e pressão arterial. A frequência cardíaca em repouso (FCR) foi registada utilizando um monitor de frequência cardíaca do tipo relógio polar e foi verificada por palpitação do pulso durante 15 segundos e calculada para determinar a frequência cardíaca durante um minuto. A pressão arterial sistólica (PAS) e diastólica (PAD) em repouso foi medida com um esfigmomanómetro manual (Riester, Jungingen, Alemanha) depois de o participante ter estado sentado em repouso durante um período de 10 minutos. A pressão arterial média (PAM) foi calculada a partir da equação: PAM = PAD + 0,33(PAS - PAD) (Gauer, 1960).

3.9 Hiperémia do exercício. Para o membro superior, foi instalado um aparelho de preensão manual a um transdutor de força (Interface Advanced Force Measurement, 9820-000-1, Arizona, EUA) para medir a quantidade de força gerada. O participante estava sentado numa cadeira com ambos os braços confortavelmente apoiados numa plataforma acima do nível da cintura. O braço esquerdo do participante foi fixado no aparelho de preensão manual, segurando uma barra montada com a segunda e terceira falanges a segurar a preensão manual (Figura 14, Apêndice - secção oito). Para o membro inferior, um aparelho de flexão do tornozelo foi montado na parede e ligado a um transdutor de força (Premium Transducers Limited, PT 4000-500lb, New South Wales, Austrália) para medir a quantidade de força gerada. O participante deitou-se confortavelmente de barriga para baixo, com a perna esquerda presa ao aparelho (ver Figura 15, Apêndice - secção oito).

Para os dispositivos dos membros superiores e inferiores, cada participante realizou uma contração voluntária máxima (CVM) para determinar a carga necessária para os testes subsequentes. No membro superior, os participantes foram instruídos a apertar o aparelho de preensão manual com a segunda e terceira falanges para criar a maior quantidade de força. A CVM para o membro inferior exigia que o participante efectuasse uma flexão plantar do tornozelo para criar a maior quantidade de força. Em seguida, os sujeitos realizaram dois testes em cada local de teste durante o mesmo período de tempo (180 segundos) com diferentes rácios de trabalho e repouso. Durante o exercício estático do antebraço, a intensidades mais baixas, até 20-30% da CVM, o fluxo sanguíneo do antebraço, medido por pletismografia de oclusão venosa, aumentou, ao passo que a intensidades mais elevadas, de 50-80% da CVM, diminuiu para o nível de repouso ou para um nível inferior (Kagaya & Homma, 1997). Durante o trabalho piloto da EPL realizado na UNB, verificámos que o valor de 50% da CVM era bastante difícil para o teste de contração sustentada. Os participantes utilizaram 40% do seu valor de CVM em cada teste. O primeiro teste consistiu num rácio trabalho/repouso de cinco para um. Cada participante completou 18 séries de uma contração de cinco segundos com um segundo de descanso entre cada repetição. O segundo teste consistiu numa relação igual de trabalho e descanso. Cada participante completou 90 séries de contracções de um segundo com um segundo de descanso entre cada repetição. No final da intervenção, os participantes foram novamente testados quanto à sua CVM e efectuaram a mesma série de testes. Após a conclusão de cada teste, foi utilizada uma ultrassonografia Laser Doppler (Huntleigh Rheo Dopplex II, Cardiff, Reino Unido) e uma sonda de lápis (5MHz) para recolher a resposta hiperémica do exercício durante 10 minutos após cada um dos testes, a fim de medir o tempo de recuperação para regressar aos valores de base. Os participantes realizaram estas séries de testes em três ocasiões: na primeira semana, na quarta semana, antes do início do programa de TR de seis semanas e após a conclusão do estudo. Tal como mencionado anteriormente, os participantes receberam um marcador visual para identificar o seu valor pessoal de 40% de MVC para cada teste e, em seguida, receberam instruções para apontar para esse objetivo. A taxa de força foi calculada durante cada teste para determinar a precisão de atingir o objetivo de 40 por cento, bem como para medir a quantidade de fadiga que estava a ocorrer durante os testes funcionais 1:1 e 5:1. Para o teste 1:1, foi calculada a taxa de força das primeiras seis contracções e comparada com as últimas seis contracções. Esta duração de tempo para seis contracções é um total de doze segundos. Para o teste 5:1, a taxa de força das duas primeiras contracções foi calculada e comparada com as seis últimas contracções. Esta duração de tempo para duas contracções é também igual a doze segundos. Os transdutores de força foram calibrados utilizando um sistema de roldanas carregado com placas de peso, até ao limite máximo do transdutor de força. Os transdutores de força e o laser Doppler transmitiram os seus sinais a um painel de controlo (National Instruments, BNC-2090, Texas, EUA), que foi depois transmitido a um computador (Dell Incorporated, GX280, Texas, EUA). O programa de software LabVIEW 7.1 (National Instruments, Texas, EUA) foi utilizado para visualizar a quantidade de força gerada ao longo do tempo durante os testes funcionais (1:1, 5:1). Após a conclusão dos testes, o sistema Doppler, que também foi configurado no painel de controlo acima referido, e ligado a outro computador, foi utilizado para visualizar os ciclos cardíacos ao longo do tempo no monitor do computador durante o período de recuperação de 10 minutos.

3.10 Teste de marcha de seis minutos. Este teste funcional mede a distância que um doente consegue percorrer numa superfície plana e dura num período de seis minutos (TC6, Apêndices, secção sete). Os indivíduos foram instruídos a caminhar o mais rapidamente possível, sem correr, percorrendo a maior distância possível durante os seis minutos previstos. Foi utilizado o ginásio situado no ginásio Lady Beaverbrook, no campus da Universidade de New Brunswick. O percurso no ginásio tinha uma forma retangular de 30 metros por 20 metros. Os participantes podiam descansar se sentissem cãibras musculares, respiração ou batimentos cardíacos excessivos ou qualquer outro motivo que os levasse a parar. Os participantes foram encorajados a continuar a caminhar quando se sentissem confortáveis para o fazer. A distância percorrida sem cãibras musculares (Pain Free Walking Time) e a distância total percorrida (cronometrada com um cronómetro normal) foram registadas para análise. Os participantes realizaram este teste no início da quarta semana, antes do início do programa de TR de seis semanas e novamente após a conclusão da fase de intervenção. Foi efectuado um ensaio preliminar para permitir a familiarização dos participantes com o teste e também para reduzir o efeito de aprendizagem associado ao teste. Este teste foi validado como um teste válido para adultos mais velhos (Jones & Rikli, 1998).

3.11 Força músculo-esquelética. Antes do início do programa de TR de seis semanas, cada participante foi avaliado quanto à sua força em quatro exercícios de base (supino, agachamento, puxada do latíssimo do dorso e supino do ombro com halteres). O grupo SEC completou séries com o objetivo de realizar cinco repetições, enquanto o grupo CRT tinha como objetivo realizar 12 repetições. A força músculo-esquelética foi observada diariamente ao longo do programa de treino. Quando os participantes atingiam o número de repetições desejadas, o peso era aumentado em 2 a 10%, conforme recomendado (Collier et al., 2008; American College of Sports Medicine, 2009).

3.12 Análise estatística. Todas as análises estatísticas foram efectuadas com o programa IBM Statistical Package for the Social Sciences (SPSS) v22.0. As variáveis primárias examinadas foram o índice de pulsatilidade (IP), o pico de pressão arterial sistólica (PS) e a velocidade média do sangue (VM). A análise de variância de medidas repetidas (ANOVA) de duas vias, com correção de Bonferroni, foi utilizada para examinar as diferenças em repouso e durante o período de recuperação de 10 minutos após os dois testes de exercício funcional (1:1, 5:1) em cada intervalo; linha de base um e linha de base dois, linha de base um e pós-treino, linha de base dois e pós-treino, bem como entre grupos. Os valores só serão considerados significativamente diferentes se ambos os valores da linha de base forem significativamente diferentes dos valores pós-treino (PT). As variáveis secundárias incluíram a força muscular (supino, agachamento, latissimus pull-down e press de ombros com halteres), a resistência muscular (TC6), bem como o peso, a FCR, a PAS, a PAD, a PAM, o IMC e a CC. A ANOVA de medidas repetidas de duas vias com correção de Bonferroni também foi utilizada para examinar as diferenças nas medições pré-teste e pós-teste das variáveis secundárias. Foram calculadas estatísticas descritivas para todas as variáveis recolhidas na linha de base e após a intervenção. Para todos os testes estatísticos, $P<0,05$ foi considerado significativo. Todos os valores são expressos como média ± desvio padrão.

Capítulo 3

Resultados

4.1 Participantes. Catorze (n = 14) dos dezasseis participantes iniciais do sexo masculino (59,4 ± 5,4 anos) completaram ambas as medições de base, separadas por um período de quatro semanas, e o programa de treino de seis semanas, três vezes por semana. No que diz respeito à assiduidade às sessões de treino dos 14 participantes que completaram os requisitos da linha de base e do TR de seis semanas, registou-se uma assiduidade perfeita em doze dos catorze participantes. Dois participantes registaram 89% de assiduidade. Para além disso, houve dois participantes que forneceram medições de base na primeira e na quarta semana, mas que não puderam participar no programa de TR de 6 semanas. As razões para o abandono incluíram: incapacidade de se comprometer com o programa completo de 10 semanas (n=1) e um agravamento não relacionado com um problema psicológico anterior (n=1). As lesões anteriores registadas incluíram lesões nas costas, na coifa dos rotadores, no joelho, no braço e na cabeça. Todos os participantes referiram que estas lesões anteriores não afectam as suas actividades diárias regulares. As condições médicas incluíam diabetes, perturbação de stress pós-traumático, depressão e artrite. Entre os medicamentos referidos incluem-se crestor, avodart, tamsulosina, spasmhalt-ASA-8, lyrica, Prozac, Effexor, nortryptiline, Seroquel, prazison, tecta, lorazepam.

Quadro 1

Dados antropométricos, frequência cardíaca e pressão arterial dos participantes. Apresentados como média ± desvio padrão.

	SEC		CRT	
	Pré-formação	Pós-formação	Pré-formação	Pós-formação
Dados antropométricos:				
WC, cm	93.0 ± 5.40	92.3 ± 4.30*	92.2 ± 5.60	91.7 ± 5.10*
IMC, kg/m^2	29.7 ± 2.30	29.3 ± 2.20	28.4 ± 3.00	28.2 ± 2.80
Altura, cm	173.6 ± 9.10	173.6 ± 8.90	175.8 ± 4.90	175.7 ± 5.10
Peso, kg	86.6 ± 11.4	87.7 ± 10.1	85.4 ± 10.5	87.1 ± 9.60
Dados cardiovasculares:				
PAS, mmHg	133.4 ± 10.7	130.3 ± 9.10*	130.6 ± 11.5	129.9 ± 9.10*
PAD, mmHg	85.6 ± 9.70	84.9 ± 8.60	87.7 ± 7.30	86.7 ± 6.10
PAM, mmHg	100.7 ± 9.70	99.0 ± 8.40*	101.0 ± 8.40	100.1 ± 6.80*
RHR, bpm	72.7 ± 6.10	72.0 ± 4.70	74.0 ± 5.30	73.6 ± 4.10

Nota: * indica diferenças entre grupos a $p<0,05$. Ver Tabela 6 na Secção Dez dos Anexos para os valores p estatísticos.

4.2 Qualidade de vida. Cada participante preencheu o questionário de incapacidade para caminhar (WIQ), apesar de nenhum dos participantes ter sido clinicamente diagnosticado com uma disfunção endotelial conhecida, como diabetes ou PAD. Cada participante relatou zero grau de dificuldade em qualquer um dos três segmentos do questionário (distância percorrida, velocidade de caminhada ou subida de escadas) durante o inquérito pré-teste e pós-teste. A principal utilização do WIQ é determinar se os indivíduos apresentam sintomas associados à disfunção endotelial, como claudicação intermitente durante a marcha. Esta informação é útil na medida em que determina que nenhum dos participantes neste estudo apresenta uma disfunção endotelial grave.

4.3 Avaliações de testes cardiovasculares. Cada participante efectuou uma MVC para o membro superior e inferior no início de cada dia de teste; linha de base um (B1), linha de base dois (B2), pós-treino. Quarenta por cento do valor de CVM de cada indivíduo foi utilizado para os testes de exercício hiperémico. Os valores de CVM para os testes dos membros superiores e inferiores, tanto para o grupo SEC como para o grupo CRT, são apresentados na tabela 2. Não se registaram diferenças significativas entre os grupos (SEC vs CRT) ou dentro de cada grupo, comparando cada valor de base (B1, B2) com os resultados do TP.

Foi determinado que as várias condições de treino não eram significativamente diferentes em comparação com os valores de repouso antes do teste de rácio trabalho/repouso igual (1:1) e do teste de rácio trabalho/repouso de cinco para um (5:1), tanto para o membro superior como para o membro inferior. No entanto, não importa a que grupo cada participante foi atribuído, uma vez que não houve diferenças de efeito principal em relação a qualquer uma das variáveis acima mencionadas entre grupos ou ao longo do tempo, bem como nenhum efeito de interação entre grupo e tempo.

Quadro 2

Valores de contração voluntária máxima para o aparelho de preensão manual e o aparelho de flexão do tornozelo na linha de base um, linha de base dois e pós-treinamento para os grupos SEC e CRT. Apresentados como média ± desvio padrão.

	SEC (n = 7)			**TRC (n = 7)**		
MVC	Linha de base 1	Linha de base 2	Pós-formação	Linha de base 1	Linha de base 2	Pós-formação
Superior (N)	396.3±76.9	391.1 ±71.2	404.2 ±76.7	345.0 ±94.3	349.4 ±92.6	353.2 ±90.6
Inferior (N)	277.0 ±42.5	282.8 ±45.5	288.3 ±51.3	315.6 ±82.1	320.2 ±87.6	312.3 ±89.6

Nota: * indica diferenças entre grupos a p<0,05, a indica diferenças significativas dentro do grupo do pré para o pós-teste a p<0,05. Ver apêndices - secção dez, quadro 7 para os valores p estatísticos.

4.4 Rácio trabalho/repouso de um para um (1:1) - membro superior

Índice de Pulsatilidade em Repouso: Os grupos SEC e CRT registaram alterações significativas dos valores de PT em comparação com os valores de base (B1, B2). O SEC experimentou uma redução significativa no IP de repouso dos valores iniciais da linha de base em 0,13 ± 0,69 para 0,19 ± 0,68 pontos de dados. O IP de repouso da linha de base inicial reduziu em 0,12 ± 0,52 e 0,13 ± 0,58 pontos de dados para o grupo TRC. Embora a velocidade média do sangue em repouso tenha diminuído, a diminuição primária no índice de pulsatilidade em repouso foi devida a uma queda no pico da pressão arterial sistólica.

Pico de pressão arterial sistólica em repouso: Os grupos SEC e CRT registaram alterações significativas dos valores de PT quando comparados com os valores Bl e B2 para o teste de rácio trabalho/repouso 1:1. A diminuição negativa dos valores de PT variou de 3,66 ± 10,49 para 4,70 ± 8,53 cm - seg^{-1} . Como mencionado acima, esta é a redução mais substancial na equação do índice de pulsatilidade. O grupo da TRC apresentou uma alteração negativa no TP quando comparado com os valores de B1 ou B2 na PS de 1,41 ± 8,46 para 2,16 ± 7,75 cm - seg^{-1} . Não se registou qualquer alteração significativa entre B1 e B2 no grupo SEC ou CRT. Também não houve diferença significativa entre os grupos.

Velocidade média do sangue em repouso: O grupo SEC registou uma alteração significativa para os testes de relação trabalho/repouso 1:1 entre os valores do TP e da linha de base, no entanto, apenas quando comparou os valores do TP com os valores de B1, observando uma alteração de 0,97 ± 2,73 cm - seg^{-1} . No entanto, os valores só serão considerados significativamente diferentes se ambos os valores basais forem significativamente diferentes dos valores do TP. Os valores de PT e B2 não foram significativos para o grupo SEC, pelo que será considerado não significativo, uma vez que não houve diferença significativa entre os valores de base. O grupo CRT não registou alterações significativas quando comparados os valores B1 e B2 com os valores PT.

4.5 Rácio de trabalho e repouso de um para um (1:1) - membro inferior

Índice de Pulsatilidade em Repouso: Os grupos SEC e CRT registaram reduções significativas nos valores do TP em comparação com B1 e B2 para o teste 1:1 (0,49 ± 2,49 e 0,52 ± 2,47 pontos de dados para o grupo SEC e 0,36 ± 2,20 e 0,10 ± 2,29 pontos de dados para o grupo CRT, respetivamente).

Não houve alterações significativas no pico sistólico de repouso ou na velocidade média de repouso no membro inferior para o grupo SEC ou CRT.

Quadro 3

Resultados do teste 1:1 superior em repouso para o pico sistólico (PS), velocidade média do sangue (VM), índice de pulsatilidade (PI) em B1, B2 e PT para os grupos SEC e CRT. Apresentados como média ± desvio padrão.

Teste de rácio 1:1	SEC (n = 7)			TRC (n = 7)		
Descanso superior	B1	B2	PT	B1	B2	PT
SP	39.9 ±10.5	38.9 ±8.53	35.3 ±6.11*	39.3 ±8.46	38.6 ±7.75	37.2 ±6.78*
VM	13.9 ±2.73	12.8 ±2.94	12.9 ±2.57	12.0 ±2.66	11.5 ±2.33	11.8 ±2.47
PI	2.81 ±0.69	2.87 ±0.66	2.68 ±0.66*	3.16 ±0.52	3.17 ±0.58	3.04 ±0.53*
Descanso inferior	B1	B2	PT	B1	B2	PT
SP	25.5 ±4.54	25.1 ±4.41	27.1 ±4.70	27.2 ±2.72	26.0 ±3.14	27.3 ±3.28
VM	6.15 ±2.24	5.83 ±2.12	6.25 ±2.06	5.65 ±2.10	5.22 ±1.73	5.33 ±1.71
PI	5.80 ±2.49	5.83 ±2.47	5.31 ±2.14*	6.77 ±2.20	6.67 ±2.29	6.41 ±2.22*

Nota: A significância foi fixada num valor de 0,05 entre os valores de base e pós-formação e é identificada pelo asterisco (*). Ver Tabela 8 nos anexos - secção dez para os valores p estatísticos.

4.6 Rácio trabalho/repouso de cinco para um (5:1) - membro superior

Índice de pulsatilidade em repouso: Os grupos SEC e CRT apresentaram alterações significativas no TP em comparação com as medições B1 e B2 para a condição de teste 5:1. O SEC apresentou uma redução no PI de repouso da linha de base entre 0,15 ± 0,73 e 0,20 ± 0,72 - pontos de dados. O CRT sofreu uma queda de 0,17 ± 0,50 a 0,19 ± 0,54 na PI de repouso após a intervenção do TP. A velocidade média do sangue em repouso diminuiu, com a diminuição primária no índice de pulsatilidade em repouso devido principalmente a uma queda no pico da pressão arterial sistólica.

Pico de pressão arterial sistólica em repouso: Os grupos SEC e CRT registaram uma alteração significativa nos valores de PT quando comparados com os valores B1 e B2 para o teste de rácio trabalho/repouso de 5:1. A maior alteração foi observada nesta variável, com uma descida de 3,94 ± 9,10 para 6,29 ± 9,78 cm - seg^{-1} no grupo SEC. O grupo CRT registou alterações significativas nos valores do TP em comparação com os valores B1 e B2 para o teste de rácio trabalho/repouso de 5:1, com uma diminuição de 2,72 ± 8,68 para 3,86 ± 8,94 cm - seg^{-1} . Não se registaram alterações significativas entre B1 e B2 no grupo SEC ou CRT, nem alterações significativas entre os grupos.

Velocidade média do sangue em repouso: O grupo SEC registou uma alteração significativa para a condição de rácio trabalho/repouso de 5:1 entre os valores do TP e os valores de base, no entanto, apenas para B1, uma alteração de 1,23 ± 3,24 cm - seg^{-1} . Os valores de B2 não foram significativos, tendo diminuído 0,44 ± 3,28 cm - seg^{-1} . O grupo TRC não apresentou diferença significativa no teste de relação trabalho/repouso de 5:1 para nenhuma das fases basais.

4.7 Rácio trabalho/repouso de cinco para um (5:1) - membro inferior

Índice de Pulsatilidade em Repouso: O grupo SEC apresentou alterações significativas dos valores de TP em comparação com ambas as medições de linha de base (B1,B2) para a condição de teste 5:1 com uma queda entre o intervalo de 0,42 ± 2,44 e 0,45 ± 2,36 pontos de dados para o SEC. O grupo CRT apresentou uma alteração significativa em relação à medição inicial da linha de base, com uma diminuição de 0,31 ± 2,18 pontos de dados. A segunda medição da linha de base não apresentou uma diferença significativa, com uma diminuição de 0,29 ± 2,33 pontos de dados.

Pico sistólico/velocidade média em repouso: Não houve alterações significativas no pico sistólico de repouso ou na velocidade média de repouso no membro inferior para o grupo SEC ou CRT.

Quadro 4

Resultados do teste 5:1 superior em repouso para pico sistólico (PS), velocidade média do sangue (VM) e índice de pulsatilidade (PI) para B1, B2 e PT para os grupos SEC e TRC. Apresentados como média ± desvio padrão.

Teste de rácio 5:1	**SEC (n = 7)**			**TRC (n = 7)**		
Descanso superior	B1	B2	PT	B1	B2	PT
SP	40.9 ±9.78	38.6 ±9.10	34.7 ±7.27*	40.8 ±8.94	39.7 ±8.68	37.0 ±6.89*
VM	14.0 ±3.24	13.2 ±3.28	12.7 ±2.93	12.5 ±2.47	11.6 ±2.53	11.6 ±2.27
PI	2.78 ±0.73	2.83 ±0.72	2.63 ±0.70*	3.14 ±0.50	3.16 ±0.54	2.97 ±0.51*
Descanso inferior	B1	B2	PT	B1	B2	PT
SP	25.8 ±4.84	25.8 ±5.04	26.7 ±3.57	26.4 ±2.40	25.3 ±2.50	26.6 ±3.66
VM	6.27 ±2.34	6.10 ±2.20	6.10 ±1.90	5.49 ±1.80	5.16 ±1.50	5.33 ±1.63
PI	5.80 ±2.36	5.77 ±2.44	5.35 ±2.15*	6.70 ±2.18	6.68 ±2.33	6.39 ±2.17*

Nota: A significância foi fixada num valor de 0,05 entre os valores de base e pós-formação e é indicada pelo asterisco (*). Ver Tabela 9 nos apêndices - secção dez para os valores p estatísticos.

Foi determinado que as várias condições de treino não eram significativamente diferentes em comparação com os valores de repouso antes do teste de rácio trabalho/repouso igual (5:1), tanto para o membro superior como para o membro inferior. No membro superior existe uma diferença significativa entre uma das medidas de base (B1) e a velocidade média, no entanto, se ambos os valores de base não forem significativos, não é considerado significativo.

4.8 Taxa de força. Tal como referido, foi registada a taxa de força durante cada teste. Ver as figuras abaixo (Figuras 4 a 7).

Taxa de força: Superior durante o teste de rácio 1:1

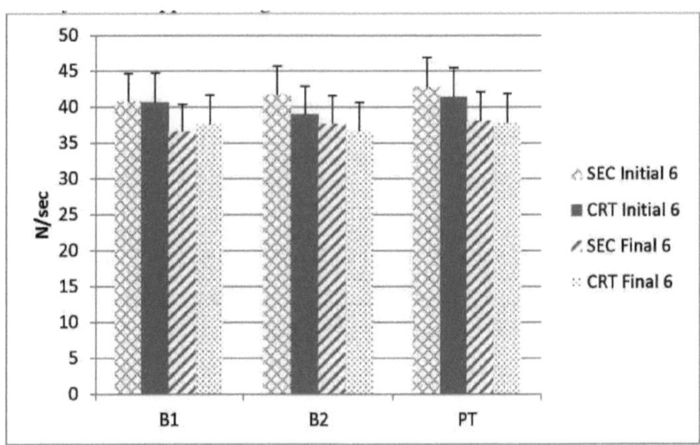

Figura 4 - 6 contracções iniciais comparadas com as 6 contracções finais durante o teste vascular do membro superior com uma relação trabalho/repouso de 1:1. Apresentado como média + desvio padrão.

A taxa de força, comparando as seis contracções iniciais com as seis contracções finais, tanto no grupo SEC como no grupo CRT, registou um aumento do nível de fadiga (Figura 4).

Taxa de força: Menor durante o teste de rácio 1:1

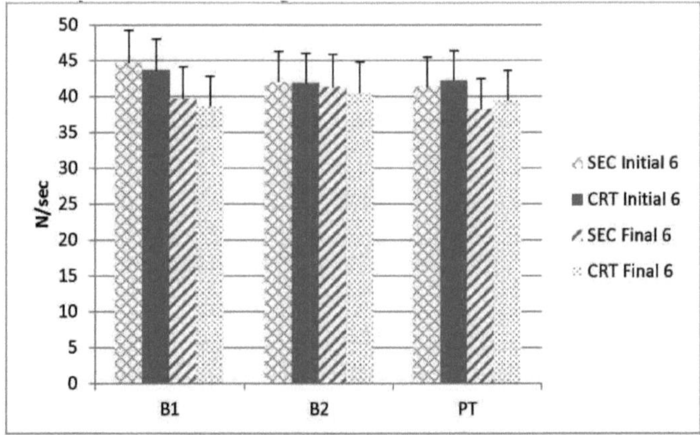

Figura 5 - 6 contracções iniciais comparadas com as 6 contracções finais durante o teste vascular do membro inferior com uma relação trabalho/repouso de 1:1. Apresentado como média + desvio padrão.

Na figura 5, o nível de força estava acima do objetivo de 40 por cento para cada grupo durante as seis contracções iniciais. Durante a sessão de teste pós-treino, os participantes foram mais precisos no controlo do aparelho de flexão do tornozelo.

Taxa de força: Superior durante o teste de rácio 5:1

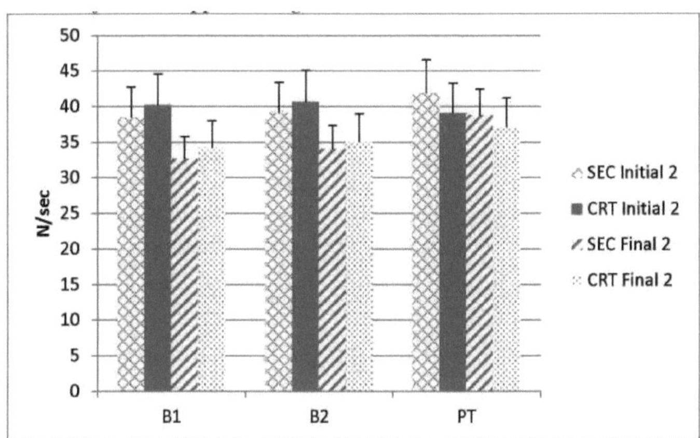

Figura 6 - 2 contracções iniciais comparadas com as 6 contracções finais durante o teste vascular do membro superior com uma relação trabalho/repouso de 5:1. Apresentado como média + desvio padrão.

A Figura 6 mostra uma grande diminuição da fadiga das seis contracções iniciais para as seis contracções finais em ambos os grupos. Este facto não parece ser tão prevalecente na sessão de teste pós-treino. A Figura 7 mostra um aumento semelhante no nível de fadiga na sessão de teste pós-treino em ambos os grupos SEC e CRT.

Taxa de força: Inferior durante o teste de rácio 5:1

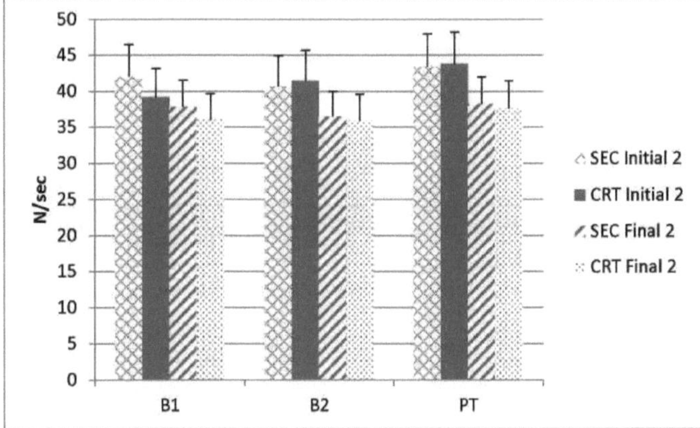

Figura 7 - 2 contracções iniciais comparadas com as 6 contracções finais durante o teste vascular do membro inferior com uma relação trabalho/repouso de 5:1. Apresentado como média + desvio padrão.

4.9 Hiperemia pós-exercício - (Figuras 8 - 13). Apesar do nível de significância nos valores de repouso basais e pós-treinamento dos valores de SP, VM e PI, houve apenas um pequeno número de variáveis que se revelaram significativas nas medições pós-exercício no grupo SEC e CRT. Houve diferenças significativas adicionais entre a linha de base e o pós-treino; no entanto, como indicado anteriormente, se ambos os valores da linha de base não fossem significativamente diferentes, esse valor não era indicado como significativo.

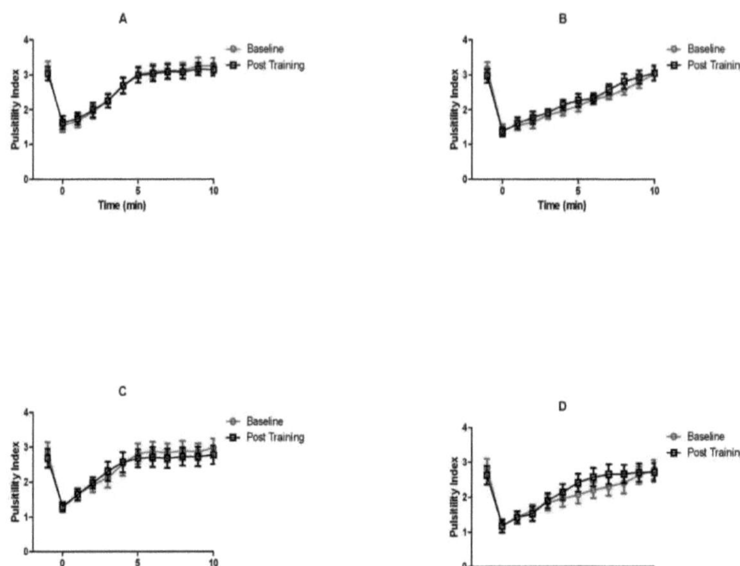

Figura 8 - Índice de Pulsatilidade da Parte Superior do Corpo Linha de Base versus Pós-Teste (A = Teste CRT 1:1, B = Teste CRT 5:1, C = Teste SEC 1:1, D = Teste SEC 5:1). Apresentado como média ± desvio padrão.

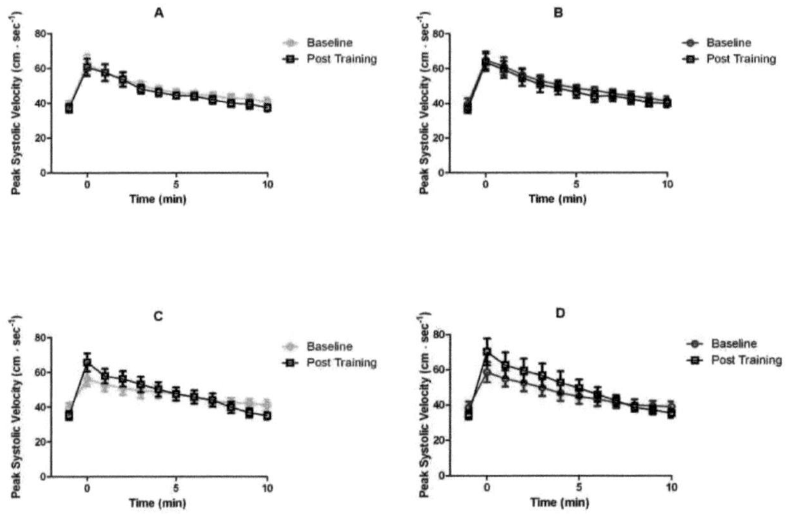

Figura 9 - Pico sistólico da parte superior do corpo na linha de base versus pós-teste (A = Teste CRT 1:1, B = Teste CRT 5:1, C = Teste SEC 1:1, D = Teste SEC 5:1). Apresentado como média ± desvio padrão.

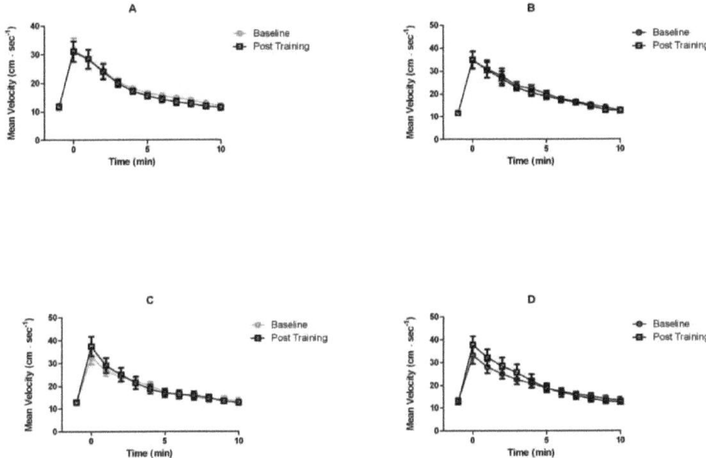

Figura 10 - Velocidade sanguínea média da parte superior do corpo na linha de base versus pós-teste (A = Teste CRT 1:1, B = Teste CRT 5:1, C = Teste SEC 1:1, D = Teste SEC 5:1). Apresentado como média ± desvio padrão.

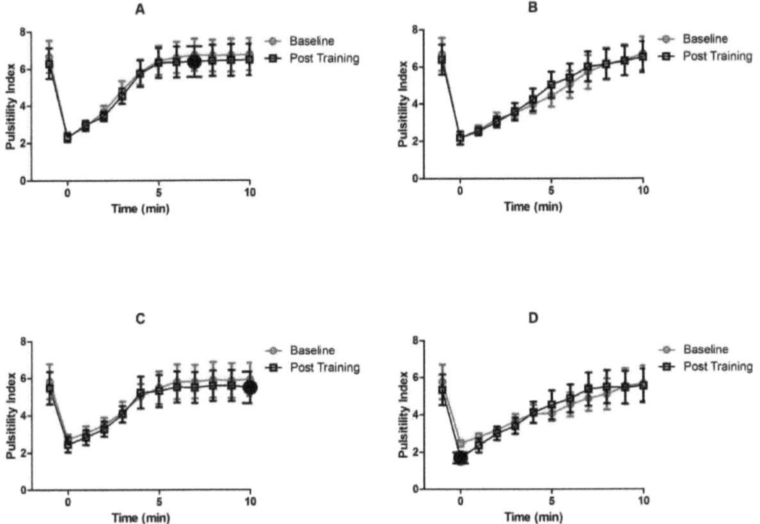

Figura 11 - Índice de Pulsatilidade da Parte Inferior do Corpo Linha de Base versus Pós-Teste (A = Teste CRT 1:1, B = Teste CRT 5:1, C = Teste SEC 1:1, D = Teste SEC 5:1). Apresentado como média ± desvio padrão. Na Figura 11 - painel A, verifica-se uma alteração significativa entre as medidas da linha de base (B1 = 6,77 ± 2,13, B2 = 6,74 ± 2,30) e o valor pós-treino (PT = 6,45 ± 2,25) ao minuto sete. No painel C, verifica-se uma diferença significativa no minuto dez (B1 = 6,05 ± 2,36, B2 = 6,04 ± 2,38, PT = 5,97 ± 2,21), bem como uma diferença significativa no minuto zero no painel D (B1 = 2,45 ± 0,53, B2 = 2,47 ± 0,44, PT = 1,69 ± 0,76). Estes pontos significativos são assinalados por um grande círculo preto em vez do quadrado preto.

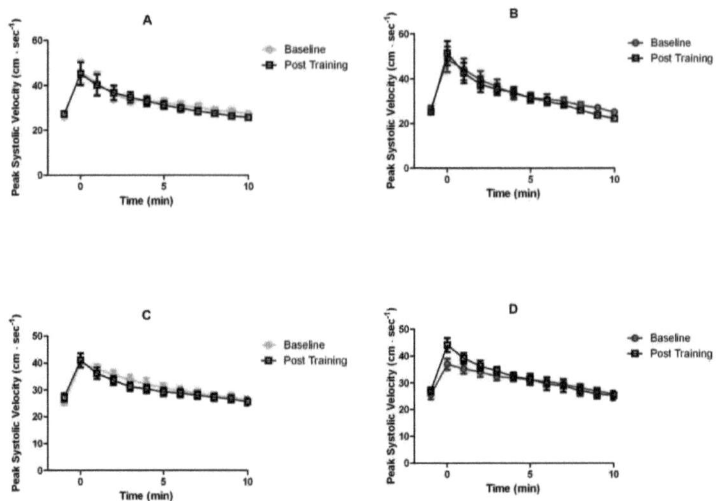

Figura 12 - Pico sistólico da parte inferior do corpo na linha de base versus pós-teste (A = Teste CRT 1:1, B = Teste CRT 5:1, C = Teste SEC 1:1, D = Teste SEC 5:1). Apresentado como média ± desvio padrão.

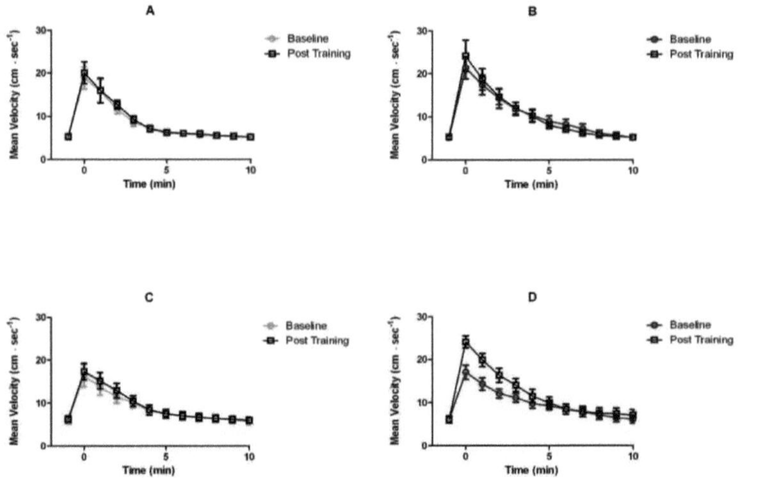

Figura 13 - Velocidade sanguínea média da parte inferior do corpo na linha de base versus pós-teste (A = teste CRT 1:1, B = teste CRT 5:1, C = teste SEC 1:1, D = teste SEC 5:1). Apresentado como média ± desvio padrão.

4.10 Teste de caminhada de seis minutos. Os valores médios de referência do TC6 para o grupo SEC foram de 527,9 ± 28,4 metros. As pontuações médias do TC6 após a intervenção foram de 556,4 ± 36,5 metros. Os valores pré-pós para o grupo CRT foram de 555,1 ± 27,6 metros e 571,4 ± 24,4 metros. Nenhum participante necessitou de repouso ou paragem durante a linha de base ou o pós-teste. Ambos os grupos apresentaram uma alteração significativa entre os valores pré e pós-teste. Não houve significância entre os grupos. Ver Apêndice - secção dez, tabela dez.

4.11 Força músculo-esquelética. Cada participante aumentou a sua força músculo-esquelética. Nos quatro exercícios de base (supino, puxada do latissimus, pressão do ombro, agachamento), o aumento médio absoluto para o grupo SEC em cada um destes exercícios foi de 4,49 ± 5,05, 9,60 ± 6,41, 3,09 ± 1,50 e 14,6 ± 11,3 kg. Em comparação, a alteração para o grupo TRC foi de 4,17 ± 4,14, 8,80 ± 10,6, 3,59 ± 2,5 e 13,0 ± 11,6 kg. Estes aumentos resultaram numa alteração significativa para cada exercício de base. Houve uma mudança significativa entre os grupos para os exercícios de pressão de ombro e agachamento. Ver Apêndice - secção dez, tabela dez.

Quadro 5

Parâmetros de exercício para o TC6 e actividades musculares compostas (apresentados como média ± desvio padrão)

	SEC		CRT	
	Pré-formação	Pós-formação	Pré-formação	Pós-formação
TC6 (m)	527.9 ± 28.4	556.4 ± 36.5*	555.1 ± 27.6	571.4 ± 24.4*
Supino (kg)	5.91 ± 5.00	10.4 ± 5.05*	6.23 ± 3.50	10.4 ± 4.14*
Latissimus Pull-Down (kg)	30.7 ± 7.95	40.3 ± 6.41*	33.8 ± 7.91	42.6 ± 10.6*
Pressão nos ombros (kg)	4.00 ± 1.23	7.09 ± 1.50* a	3.82 ± 1.55	7.41 ± 2.50* a
Agachamento (kg)	15.9 ± 6.32	30.5 ± 11.3* a	13.0 ± 7.45	26.0 ± 11.6* a

Nota: * indica uma significância de < 0,05 entre os valores de base e pós-treino. a indica uma significância de < 0,05 entre o grupo SEC e o grupo CRT. Ver Tabela 10 nos apêndices - secção dez para os valores p estatísticos.

Dados gerais sobre a saúde dos participantes

4.12 Índice tornozelo-braquial. A média do índice tornozelo-braquial foi de 1,03 ± 0,07. Nove participantes estavam na categoria "normal" (1,0-1,2), quatro participantes estavam na categoria "aceitável" (0,9 - 1,0), enquanto um participante estava na categoria "alguma doença arterial".

4.13 Análise de sangue. Foi recolhida uma amostra de sangue antes do início do programa de TR. Não foi recolhida qualquer amostra de PT, uma vez que se tratou de um estudo-piloto realizado durante uma intervenção de seis semanas. Os perfis medidos podem levar até três meses para reconhecer uma mudança na população típica. A média das amostras de triglicéridos foi de 1,72 ± 0,40 mmol/L. Seis participantes estavam acima do intervalo normal de 1,70 mmol/L. Dois destes participantes encontravam-se na categoria de risco mais elevado (2,26 - 5,65). A glicose média foi de 5,36 ± 0,93 mmol/L. Todos os catorze participantes se encontravam no intervalo normal para um teste de glucose no sangue em jejum de duas horas. O colesterol médio registado foi de 4,39 ± 0,83 mmol/L. Onze participantes estavam dentro da faixa normal, com três participantes na categoria "limítrofe alta". A hemoglobina média foi de 15,79 ± 0,92 g/dL. Todos os catorze participantes se encontravam no intervalo normal para esta amostra.

Capítulo 4

Discussão

5.1 Discussão. Existe um número limitado, embora crescente, de evidências que descrevem a relação entre a atividade física e a função endotelial. Este estudo explora o potencial de desenvolvimento de um protocolo de TR que visa a saúde endotelial como resposta primária ao treino. Este tipo de TR seria mais benéfico para os indivíduos mais velhos, entre outros, que podem ser susceptíveis à diminuição da função endotelial.

A descoberta mais significativa deste estudo é que todos os participantes envolvidos no estudo, independentemente do tempo de resistência, registaram uma diminuição do índice de pulsatilidade em repouso tanto na artéria superior (braquial) como na artéria inferior (poplítea). Isto sugere que a função endotelial melhorou, uma vez que um índice de pulsatilidade mais elevado é indicativo de uma maior resistência que pode estar associada a processos ateroscleróticos e outros processos inflamatórios que causam um estreitamento do lúmen do vaso sanguíneo. Quando estas condições ocorrem, há um aumento da resistência do vaso que pode levar a uma redução da pressão de perfusão distal e do fluxo sanguíneo.

Outra descoberta neste estudo foi uma mudança no pico sistólico em repouso na artéria superior (braquial) que foi demonstrada em ambos os grupos. Isto indica que um programa regular e programado de exercício físico, independentemente do tempo de resistência, diminuiu o pico sistólico em repouso. Um efeito direto deste facto é uma diminuição da exigência das células endoteliais para reconhecerem e responderem a níveis crescentes de tensão de cisalhamento e tensão cíclica, que incluem o desencadeamento de uma variedade de respostas celulares que envolvem alterações na morfologia celular, função celular e expressão genética (Ando & Yadamoto, 2011).

Estes resultados alargam a nossa compreensão atual da relação entre o TR e o fluxo sanguíneo basal do membro. Este estudo reconhece que, através do TR, tanto a contração excêntrica lenta como o TR convencional podem melhorar a resistência arterial em repouso medida através do índice de pulsatilidade numa população masculina idosa. Os indivíduos do grupo SEC e CRT utilizaram 70% da sua 1RM para atingir o objetivo de cinco e 12 repetições. Estes números baseiam-se na equação de estimativa de repetições máximas de Bryzicki (ver metodologia na pág. 23). Estes resultados sugerem que o TR de intensidade moderada, independentemente da velocidade de contração, pode ser uma estratégia eficaz para aumentar a perfusão basal dos membros sem a redução da complacência arterial (Okamoto, Masuhara, Ikuta, 2011) e o aumento da rigidez arterial que tem sido associado ao TR de alta intensidade em homens saudáveis (Miyachi et al., 2004; Cortez-Cooper et al., 2005). Devem ser efectuados mais testes para garantir que o TR é seguro e aplicável a populações com DCV.

O principal objetivo deste estudo foi determinar se o TR pode resultar numa melhoria da hiperemia em repouso e da hiperemia pós-exercício, comparando um grupo de TR excêntrico lento com indivíduos de um grupo de TR convencional. As variáveis secundárias incluíram a comparação das diferenças na força músculo-esquelética, resistência à marcha, capacidade funcional (incapacidade de andar), índice de massa corporal, circunferência da cintura e pressão arterial entre os grupos SEC e TRC. A hiperemia em repouso melhorou em todos os participantes; no entanto, não houve provas que sustentassem qualquer melhoria real da hiperemia pós-exercício no grupo SEC ou CRT. Ambos os grupos registaram melhorias significativas na força, resistência à marcha, pressão arterial sistólica, pressão arterial média e perímetro da cintura. Não se registaram melhorias em relação ao WIQ. Isto pode dever-se ao facto de este grupo de participantes ter um estilo de vida ativo e ter relatado um grau zero de dificuldade em caminhar no WIQ.

Num estudo realizado por Cohen et al (2007), a função endotelial foi examinada após um programa de treino de resistência de 14 meses em vinte e nove adultos (60,5 ± 7,6 anos de idade) com diabetes tipo 2. A função endotelial foi medida utilizando uma técnica de fluxo laser Doppler que avaliava a circulação no antebraço em resposta a compostos vasoactivos. As medições foram efectuadas na linha de base, dois meses após o programa de treino introdutório e aos 14 meses, na conclusão do estudo. Após o programa de treino introdutório de dois meses, os participantes foram divididos num programa de treino em casa ou num programa em instalações de um centro de treino. Os resultados demonstraram que um programa de treino de força em adultos com diabetes tipo 2 está associado a uma melhoria na vasodilatação dependente do endotélio aos 14 meses, mas não num intervalo de dois meses. No final do período de dois meses, todos os parâmetros do teste de vasodilatação dependente do endotélio não apresentaram alterações ou apresentaram uma alteração negativa. Na conclusão do estudo, registaram-se melhorias na vasodilatação dependente do endotélio, o que sugere que a melhoria da resposta vascular pode não se dever apenas à melhoria da função endotelial, mas também a um aumento da capacidade de resposta do músculo liso a vasodilatadores como o óxido nítrico. Apesar de uma menor adesão ao exercício, equipamento de exercício limitado e ausência de supervisão, os indivíduos que praticaram exercício em casa registaram melhorias na função endotelial no final do estudo.

Embora a intensidade seja um componente crucial do IR, para a saúde a longo prazo, os resultados acima sugerem que a duração de um programa de exercício também pode ser um elemento importante a considerar ao conceber um programa para melhorias associadas à função endotelial e à saúde vascular.

Outro estudo examinou o efeito do treino combinado de resistência e aeróbico na hiperemia reactiva em 39 homens saudáveis com idades compreendidas entre os 19 e os 38 anos (Kawano, Fujimoto, Higuchi, Miyachi, 2009). Os indivíduos foram distribuídos aleatoriamente por um grupo de treino de resistência de alta intensidade (HIR), um grupo de treino de resistência de intensidade moderada (MIR) ou uma combinação de treino de resistência de alta intensidade e treino aeróbico de intensidade moderada (COMBO). O fluxo sanguíneo do antebraço foi medido utilizando um pletismógrafo de silastic cheio de mercúrio. As medições foram efectuadas após um procedimento de hiperémia reactiva em três intervalos: linha de base, intervalo de dois meses e após a conclusão do estudo, aos quatro meses. Os resultados não revelam alterações significativas na pressão arterial braquial, na frequência cardíaca em repouso e no fluxo sanguíneo do antebraço em todos os grupos após a intervenção inicial de dois meses de exercício. Após quatro meses de treino, o fluxo sanguíneo do antebraço após o procedimento hiperémico reativo aumentou significativamente nos grupos MIR e COMBO. O treino de intensidade moderada aumentou a resposta do fluxo sanguíneo do antebraço à hiperemia reactiva; no entanto, neste caso, o treino de resistência de alta intensidade não o fez. Embora a duração do tempo de repetição não seja indicada no artigo, os autores indicam que o volume de exercício do HIR foi inferior ao do MIR. O tempo total em que a força tónica foi aplicada à função muscular no grupo MIR foi maior em comparação com o grupo HIR. Isto sugere que o exercício de resistência realizado durante um período mais longo (quatro meses) com um volume mais elevado pode induzir uma melhoria da função endotelial na microvasculatura do antebraço.

Tanimoto e colegas (2008) examinaram o exercício de resistência de baixa intensidade com movimentos lentos e geração de força tónica versus o tradicional treino de resistência de alta intensidade a uma velocidade normal. Trinta e seis indivíduos saudáveis do sexo masculino (19,0 ± 0,2 anos de idade) participaram no estudo duas vezes por semana durante 13 semanas. Os participantes foram divididos entre os dois grupos de treino e um grupo de controlo. O programa de treino consistiu numa sessão de treino de corpo inteiro, duas vezes por semana, durante 13 semanas. O programa de treino de movimentos lentos utilizou uma fase concêntrica de três segundos e uma fase excêntrica de três segundos. O grupo de treino tradicional utilizou uma fase concêntrica de um segundo e uma fase excêntrica de um segundo. O diâmetro dos vasos e a velocidade da onda de pulso da artéria femoral e da artéria carótida foram medidos com um laser Doppler. O índice tornozelo-braquial foi medido com um dispositivo semiautomático sobre as artérias braquial e dorsal do pé. O ecocardiograma foi utilizado para medir a função ventricular esquerda. Este estudo revelou que das onze variáveis testadas entre os três grupos, a única alteração significativa ($p<0,05$) foi a velocidade média do sangue na artéria femoral observada nos dois grupos de treino. Os resultados do estudo de Tanimoto indicam que o grupo de treino excêntrico lento registou hipertrofia muscular e ganho de força e aumentos no fluxo sanguíneo periférico e na condutância vascular comparáveis aos do grupo de treino de alta intensidade. Isto foi conseguido sem uma carga mecânica elevada, que está associada a níveis elevados de tensão de cisalhamento, o que pode ser problemático para indivíduos com uma função endotelial vulnerável.

Os estudos acima mencionados discutem vários resultados relacionados com o TR e a saúde endotelial. Uma tendência chave dentro do corpo de investigação disponível, incluindo esta tese de investigação, é a falta de alterações significativas na função endotelial com uma duração igual ou inferior a dois meses. Isto é indicativo de que a duração do programa é um fator importante. Para além disso, todos os estudos utilizaram várias combinações, tempos de resistência e modalidades de treino para tentar melhorar a função endotelial. Estes estudos demonstram que o TR, independentemente do tempo, justifica uma investigação mais aprofundada da manutenção e melhoria da saúde endotelial em populações saudáveis e doentes a longo prazo.

5.2 Limitações. Uma vez que foram encontradas poucas diferenças significativas no grupo SEC ou CRT em relação à hiperemia pós-exercício, esta abordagem específica para melhorar a função endotelial numa população saudável pode ser eliminada de futuras investigações. A investigação futura deve incluir populações com maior margem para melhorias devido a um problema de função vascular para desacreditar completamente este método de experimentação. Existe literatura substancial que apoia o TR excêntrico lento como método para melhorar a função endotelial através da estimulação direta do sistema vascular (Anton et al., 2006; Tanimoto et al., 2006). Estudos anteriores demonstraram que o TR de baixa intensidade com movimentos lentos e a geração de força tónica na função muscular induzem hipertrofia através do ambiente intramuscular hipóxico (Tanimoto et al., 2006), o que pode levar à ativação da angiogénese. Dito isto, parece que a principal limitação deste estudo é a duração do programa de treino. Os participantes treinaram três vezes por semana durante um período de seis semanas. Tal como discutido nos artigos acima, cada estudo não registou alterações significativas após uma intervenção de treino de 2-3 meses. Dois destes artigos apresentaram posteriormente resultados significativos após intervalos de quatro e 14 meses (Kawano, Fujimoto, Higuchi, Miyachi, 2009; Cohen et al., 2007). Vários estudos (Cohen et al., 2009, Kawano, Fujimoto, Higuchi, Miyachi, 2009) apresentam uma introdução ao programa de formação que se estende por várias semanas. Isto é útil para familiarizar os participantes com o tipo de exercícios, bem como para corrigir a respiração, a técnica e o ritmo do programa de treino. Para além disso, isto ajuda a diminuir os rápidos aumentos iniciais de força que se verificam com os praticantes de exercício novos ou que regressam, que são o resultado de adaptações neuromusculares. O programa de treino, em combinação com a experiência de treino dos participantes, constituiu uma limitação importante. Devido aos diferentes graus de experiência em TR, o programa teve de ser adaptado aos indivíduos com menos experiência; no entanto, isto poderia ser evitado com um programa de treino introdutório para garantir que cada participante está num nível semelhante ou com treino individualizado.

O estado de saúde dos participantes pode ter sido um fator importante. Embora a idade média dos participantes fosse de 59,4 anos, o estado de saúde geral estava acima da média em comparação com a população em geral nessa faixa etária. Este facto é demonstrado pelas ferramentas de diagnóstico utilizadas para avaliar a saúde vascular (TC6, ITB, análise sanguínea, WIQ), bem como pelo estilo de vida ativo e saudável auto-relatado. O ITB médio foi de 1,03 ± 0,07. Nove participantes encontravam-se na categoria "normal" (1,0-1,2). Quatro participantes estavam na categoria "aceitável" (0,9 - 1,0), enquanto um participante estava na categoria "alguma doença arterial". Não é necessária qualquer ação para as categorias normal e aceitável (Aboyans et al, 2012). A ação recomendada para a categoria de "alguma doença arterial" é a gestão dos factores de risco. A continuação de um programa estruturado de aptidão física é um componente importante na gestão destes factores de risco. Nenhum participante se encontrava na categoria de doença arterial moderada ou grave, sendo que em ambas é recomendada a consulta de um especialista vascular (Aboyans et al., 2012). Tal como referido na secção de resultados, nenhum participante referiu dificuldade ou incapacidade no WIQ e demonstrou-o no TC6 com resultados acima da média para o grupo etário. Os resultados das análises sanguíneas também apresentaram níveis normais para a glicemia de repouso de duas horas, colesterol e Hb, sendo o nível de triglicéridos a única variável ligeiramente acima do normal.

Além disso, há dois factores que podem ter limitado o êxito do projeto, sendo o primeiro o processo de recrutamento. A principal fonte de exposição pública foi o boletim eletrónico da UNB. A população que tem acesso a este boletim é constituída principalmente por professores, ex-professores, antigos alunos e estudantes actuais, o que pode não ser representativo da população em geral da área metropolitana de Fredericton. O segundo fator é que o estudo foi inteiramente voluntário e, embora talvez não seja tanto uma limitação como uma realidade da investigação, isto pode ter levado a uma amostra não representativa de adultos mais velhos do sexo masculino. Além disso, muitos participantes comunicaram que levavam um estilo de vida ativo e mostraram interesse no estudo como fonte alternativa de exercício durante os meses de inverno. Estes participantes estavam auto-motivados e entusiasmados com o programa e não foram encaminhados por um médico ou profissional de saúde para procurar um estilo de vida mais ativo. Em contrapartida, numa população como a de indivíduos com diabetes grave ou DAP, existe um maior grau de disfunção endotelial e, por conseguinte, espaço para uma melhoria mais absoluta e reconhecível.

5.3 Potenciais melhorias das experiências e tratamentos. Como já foi referido, a duração do programa é um dos componentes mais importantes que conduzem a uma melhoria da saúde endotelial. Os indivíduos precisam de participar num programa regular de exercício de resistência estruturado, três vezes por semana, durante um mínimo de quatro meses. Como indicado pela investigação, nenhum estudo que examina a saúde endotelial conseguiu demonstrar alterações significativas num período inferior ao sugerido. Em particular, os novos indivíduos que se dedicam ao exercício ou aqueles que se afastaram do exercício durante um longo período de tempo necessitam de um programa alargado para incutir mudanças no estilo de vida que possam ajudar a inverter anos de inatividade.

Alguns dos instrumentos de diagnóstico que foram utilizados neste estudo não eram representativos da população recrutada. Adaptar os instrumentos aos participantes ou, mais preferencialmente, adaptar os indivíduos aos instrumentos de avaliação pretendidos permitiria que estes instrumentos fossem utilizados na sua verdadeira natureza. O TC6 e o WIQ não eram ideais para os participantes deste estudo. No entanto, estes instrumentos podem ser benéficos num estudo que envolva indivíduos com incapacidade para caminhar em resultado de disfunção endotelial ou sintomas de CI ou DAP diagnosticada. Isto poderia ser melhorado ajustando o processo de recrutamento para atingir a população pretendida e, possivelmente, através de métodos alternativos de recrutamento, como a recomendação de um médico/hospital.

5.4 Como é que os resultados se enquadram nas opções de tratamento actuais para a disfunção endotelial. Os principais resultados desta tese mostram melhorias da resistência vascular no índice de pulsatilidade em repouso e no pico sistólico em repouso, independentemente do protocolo de treino aplicado. Esta diminuição deveu-se, em grande parte, a uma redução do pico de pressão arterial sistólica. As abordagens actuais para o tratamento de doentes com DAP consistem no treino de resistência três a cinco vezes por semana com uma duração desejada de 50 minutos, dependendo do tempo de paragem devido a dor de claudicação. Recentemente, a literatura de apoio indicou que o TR deve ser incluído nas opções de tratamento para a DCV (Hornbuckle et al., 2012; Williams & Stewart, 2009). A ideia de prescrever o TR a uma população delicada poderia, de facto, desencadear um evento cardiovascular, como um ataque cardíaco ou um acidente vascular cerebral (Williams et al., 2007); no entanto, descobertas recentes sugerem que grande parte do raciocínio subjacente à prescrição do TR está relacionada com os resultados secundários, como o aumento da força músculo-esquelética e o combate à atrofia muscular. O treino de resistência tem-se mostrado promissor em termos de melhorias na função vascular em adultos saudáveis; no entanto, são necessários mais testes que incluam investigação em doentes com DCV para determinar se se observam os mesmos resultados.

5.5 Direcções futuras. As experiências futuras beneficiariam da inclusão do teste padronizado não invasivo de dilatação mediada pelo fluxo para avaliar a função endotelial através de uma duração prolongada da oclusão (2-5min) e da medição da taxa de reperfusão. Este teste utiliza imagens de ultra-sons de alta resolução, em condições de base e durante a hiperemia induzida pela insuflação e deflação de uma braçadeira de esfigmomanómetro. Este teste é geralmente efectuado à volta do antebraço (artéria braquial), distal ao local examinado com ultra-sons. A tensão de cisalhamento induzida pelo aumento do fluxo sanguíneo após isquemia transitória induz a libertação de NO, que por sua vez causa vasodilatação arterial local. A função endotelial é estimada como o aumento percentual do diâmetro do vaso desde as condições de base até ao diâmetro máximo do vaso durante a hiperemia. Este teste é o padrão de ouro para a função endotelial e foi validado em estudos que envolveram adultos com factores de risco cardiovascular elevados, como o tabagismo, a DAP, a hipercolesterolemia, a hipertensão, a hiperglicemia e a hiper-homocisteinemia (Bots et al., 2004).

As futuras intervenções terapêuticas devem incluir um programa de treino introdutório durante um mínimo de seis a oito semanas, dependendo da experiência anterior, para permitir que os participantes desenvolvam um nível básico de mobilidade e de compreensão dos exercícios, bem como para garantir que os participantes já ultrapassaram a fase neurológica antes de esperarem alcançar uma adaptação fisiológica muscular/vascular. Para aplicação geral, deve ser implementada uma componente aeróbica para além do TR; no entanto, para fins de investigação, os resultados de um programa de TR devem ser testados em comparação com o padrão de ouro aeróbico para programas de reabilitação específicos. A teoria do aumento do tempo sob tensão e o TR de intensidade moderada com movimentos lentos são algumas das teorias mais recentes no domínio da saúde microvascular relacionadas com a medicina preventiva. Assim, a identificação das intensidades e da duração das actividades é essencial para determinar a estratégia mais eficaz para fazer avançar a investigação. Os monitores de frequência cardíaca, os cálculos relativos às repetições, bem como os questionários para determinar a perceção do esforço podem ser úteis nesta área.

Outras investigações devem incluir doentes com uma disfunção endotelial conhecida, tais como participantes com distúrbios metabólicos, diabetes, sintomas graves relacionados com DCV ou DAP. Isto permitiria aos investigadores determinar se os efeitos de um programa de TR semelhante poderiam melhorar a função endotelial. Um período de treino mais longo seria benéfico para garantir que a experiência de treino é igualada, uma vez que alguns indivíduos progrediram a um ritmo mais elevado, o que pode ter tido impacto nos resultados (treinados versus não treinados).

Capítulo 5

Implicações fisiológicas e clínicas

6.1 Implicações fisiológicas e clínicas. Embora tenha havido melhorias na deteção e no tratamento da diabetes e da DAP ao longo da última década, a atenção está a voltar-se para o prolongamento e a melhoria da qualidade de vida dos doentes. Embora a terapia de tipo farmacêutico seja normalmente utilizada para ajudar a melhorar a qualidade de vida, não aborda adequadamente os problemas físicos encontrados, como a fadiga, a claudicação intermitente, a atrofia muscular e o aumento de peso (Campbell et al., 2004).

Os presentes resultados têm implicações fisiológicas e clínicas potencialmente importantes. O TR convencional aumenta a massa e a força muscular (Kosek et al., 2006; Mero et al., 2012). É amplamente aceite que este tipo de treino também facilita o desempenho de tarefas diárias e promove a atividade física espontânea, especialmente em idosos e em indivíduos com baixa capacidade física (Borst, 2004; Hunter *et al.*, 2004). Vários estudos recentes demonstraram a influência benéfica do TR de alta intensidade na função vascular, contribuindo para o aumento do fluxo sanguíneo basal da perna inteira (Miyachi et al., 2005; Anton et al., 2006). O presente estudo em adultos mais velhos do sexo masculino sugeriu que o programa de TR, independentemente do ritmo, resultou numa melhoria do índice de pulsatilidade em repouso no membro superior e inferior para ambos os protocolos, bem como do pico sistólico em repouso no membro superior para ambos os protocolos de teste, da força músculo-esquelética e da resistência à marcha. Para além disso, o TR não está associado a uma redução da complacência arterial central (Miyachi et al., 2005; Cortez-Cooper et al., 2005; Okamoto et al, 2006), bem como a um aumento da rigidez arterial, a uma elevação acentuada da pressão arterial, aumentando assim a tensão de cisalhamento na vasculatura (Tanimoto & Ishii, 2006). Assim, o TR pode ser um método de exercício seguro e eficaz para aumentar o fluxo sanguíneo periférico.

Para além da redução caraterística do fluxo sanguíneo para os membros inferiores, foi demonstrado que doenças como a diabetes e a DAP reduzem a quantidade de fluxo sanguíneo para o coração e para o cérebro. Ambas as condições são também susceptíveis de ser um sinal de uma acumulação mais generalizada de depósitos de gordura nas artérias, o que é atribuível a um maior risco de doença cardiovascular, acidente vascular cerebral e mortalidade precoce. Esta direção da investigação permitirá compreender como os diferentes ciclos de trabalho utilizados durante a RT afectam a capacidade de dilatação em doentes com uma disfunção endotelial conhecida. Esta investigação pode ajudar a desenvolver uma compreensão mais profunda do comprometimento do sistema vascular que ocorre em resultado do envelhecimento. Em desenvolvimentos futuros, a eficácia desta opção de tratamento poderá ainda ser aplicada à inclusão de condições relacionadas com o desenvolvimento de DCV.

Conclusão

7.1 Conclusão. Muitos estudos que incorporam programas de treino concebidos para indivíduos com DCV registam melhorias no sistema vascular indiretamente, visando melhorias na hipertrofia e nas actividades da vida diária (Adams et al., 2006; McDermott et al., 2009; Okamoto, Masuhara, Ikuta, 2007; Wang et al, 2009). A teoria que visa diretamente o sistema endotelial é uma abordagem nova e inovadora que, através de mais investigação, pode ajudar a desenvolver estratégias de exercício terapêutico como abordagem primária para melhorar ainda mais a reabilitação e, mais importante ainda, a prevenção de DCV.

Os resultados do presente estudo indicaram que o TR aumentou o fluxo sanguíneo basal e pode ter melhorado a condutância vascular em repouso. O TR é proposto como um método de exercício seguro e útil para hipertrofia muscular e ganho de força, mas também para aumentar o fluxo sanguíneo periférico e a condutância vascular como um efeito adicional. Este estudo investigou os efeitos preventivos em indivíduos saudáveis e não os efeitos curativos em doentes com síndrome metabólica, diabetes, DAP ou outras doenças relacionadas com a DCV. Recomenda-se a expansão desta investigação para abranger a investigação de grupos de doentes para consideração futura.

Bibliografia

Adams, J., Ogola, G., Stafford, P., Koutras, P., & Hartman, J. (2006). Treino intervalado de alta intensidade para claudicação intermitente num programa de reabilitação vascular. *Journal of Vascular Nursing: Official Publication of the Society for Peripheral Vascular Nursing, 24*(2), 46-9. doi:10.1016/j.jvn.2006.03.002

Ahmadi, S., Sinclair, P. J., Foroughi, N., & Davis, G. M. (2008). Monitorização da oxigenação muscular após lesão muscular induzida por exercício excêntrico utilizando espetroscopia de infravermelhos próximos. *Applied Physiology Nutrition and Metabolism-Physiologie Appliquee Nutrition Et Metabolisme, 33*(4), 743-752. doi:10.1139/H08-048

Colégio Americano de Medicina Desportiva. (2009). Posição do Colégio Americano de Medicina Desportiva. Modelos de progressão no treino de resistência para adultos saudáveis. *Medicina e Ciência no Desporto e Exercício, 41*(3), 687-708. doi:10.1249/MSS.0b013e3181915670; 10.1249/MSS.0b013e3181915670

Associação Americana de Diabetes. (2003). Doença arterial periférica em pessoas com diabetes. *Diabetes Care, 26*(12), 3333-41.

Ando, J., & Yamamoto, K. (2011). Effects of shear stress and stretch on endothelial function (Efeitos da tensão de cisalhamento e do estiramento na função endotelial). *Antioxidants & Redox Signaling, 15*(5), 1389-1403. doi:10.1089/ars.2010.3361; 10.1089/ars.2010.3361

Anton, M. M., Cortez-Cooper, M. Y., DeVan, A. E., Neidre, D. B., Cook, J. N., & Tanaka, H. (2006). O treino de resistência aumenta o fluxo sanguíneo basal dos membros e a condutância vascular em humanos envelhecidos. *Journal of Applied Physiology, 101*(5), 1351-1355. doi:10.1152/japplphysiol.00497.2006

Barclay, J. K., Murrant, C. L., Woodley, N. E., & Reading, S. A. (2003). Potenciais interações entre compartimentos funcionais vasculares e musculares durante a hiperemia ativa. *Canadian Journal of Applied Physiology-Revue Canadienne De Physiologie Appliquee, 28*(5), 737-753.

Belch, J. J. F., Topol, E. J., Agnelli, G., Bertrand, M., Califf, R. M., Clement, D. L., Prevention Atherothrombotic Dis Ne. (2003). Questões críticas na deteção e gestão da doença arterial periférica - Um apelo à ação. *Archives of Internal Medicine, 163*(8), 884-892. doi:10.1001/archinte.163.8.884

Bhatt, D. L., Steg, P. G., Ohman, E. M., Rother, J., Wilson, P. W. F., & REACH Reg Investigators. (2005). Perfil de risco e subtratamento da doença arterial periférica - 7.013 pacientes do REACH REGISTRY internacional. *Journal of the American College of Cardiology, 45*(3), 417A-417A.

Bots, M. L., Westerink, J., Rabelink, T. J., & de Koning, E. J. (2005). Avaliação da vasodilatação mediada pelo fluxo (FMD) da artéria braquial: Efeitos dos aspectos técnicos da medição da FMD na resposta da FMD. *European Heart Journal, 26*(4), 363-368. doi:10.1093/eurheartj/ehi017

Brendle, D. C., Joseph, L. J. O., Corretti, M. C., Gardner, A. W., & Katzel, L. I. (2001). Effects of exercise rehabilitation on endothelial reactivity in older patients with peripheral arterial disease. *American Journal of Cardiology, 87*(3), 324-329. doi:10.1016/S0002-9149(00)01367-9

Budel, S., Bartlett, I. S., & Segal, S. S. (2003). A condução homocelular ao longo do endotélio e do músculo liso das arteríolas na bolsa da bochecha do hamster - desmascarando uma onda de NO. *Circulation Research, 93*(1), 61-68. doi:10.1161/01.RES.0000080318.81205.FD

Caserotti, P., Aagaard, P., Buttrup Larsen, J., & Puggaard, L. (2008). Treino explosivo de resistência pesada em adultos idosos e muito idosos: Alterações na força muscular rápida, força e potência. *Scandinavian Journal of Medicine & Science in Sports, 18*(6), 773-782. doi:10.1111/j.1600-0838.2007.00732.x

Clifford, P. S., & Hellsten, Y. (2004). Vasodilatory mechanisms in contracting skeletal muscle (Mecanismos vasodilatadores na contração do músculo esquelético). *Journal of Applied Physiology, 97*(1), 393-403. doi:10.1152/japplphysiol.00179.2004

Clifford, P. S., & Jaspersez, J. L. (2007). A vasodilatação feedforward no início do exercício. *Journal of Physiology-London, 583*(3), 811-811. doi:10.1113/jphysiol.2007.136846

Cohen, N. D., Dunstan, D. W., Robinson, C., Vulikh, E., Zimmet, P. Z., & Shaw, J. E. (2008). Melhoria da função endotelial após um programa de treinamento de exercícios de resistência de 14 meses em adultos com diabetes tipo 2. *Diabetes Research and Clinical Practice, 79*(3), 405-411. doi:10.1016/j.diabres.2007.09.020

Collier, S. R., Kanaley, J. A., Carhart, R., Jr., Frechette, V., Tobin, M. M., Hall, A. K., Fernhall, B. (2008). Effect of 4 weeks of aerobic or resistance exercise training on arterial stiffness, blood flow and blood pressure in pre- and stage-1 hypertensives. *Journal of Human Hypertension, 22*(10), 678-686. doi:10.1038/jhh.2008.36

Cortez-Cooper, M. Y., DeVan, A. E., Anton, M. M., Farrar, R. P., Beckwith, K. A., Todd, J. S., & Tanaka, H. (2005). Efeitos do treino de resistência de alta intensidade na rigidez arterial e reflexão de ondas em mulheres. *American Journal of Hypertension, 18*(7), 930-934. doi:10.1016/j.amjhyper.2005.01.008

Cortez-Cooper, M. Y., Anton, M. M., DeVan, A. E., Neidre, D. B., Cook, J. N., & Tanaka, H. (2008). Os efeitos do treinamento de força na complacência arterial central em adultos de meia-idade e idosos. *European Journal of Cardiovascular Prevention & Rehabilitation, 15*(2), 149-155. doi:10.1097/HJR.0b013e3282f02fe2

Crapo, R. O., Casaburi, R., Coates, A. L., Enright, P. L., MacIntyre, N. R., McKay, R. T., ATS Comm. (2002). Declaração da ATS: Diretrizes para o teste de caminhada de seis minutos. *American Journal of Respiratory and Critical Care Medicine, 166*(1), 111-117. doi:10.1164/rccm.166/1/111

Deanfield, J., Donald, A., Ferri, C., Giannattasio, C., Halcox, J., Halligan, S., Working Group on Endothelin and Endothelial Factors of the European Society of Hipertensão. (2005). Função e disfunção endotelial. Parte I: Questões metodológicas para avaliação nos diferentes leitos vasculares: A statement by the working group on endothelin and endothelial factors of the european society of hypertension. *Journal of Hypertension, 23*(1), 7-17.

Dela, F., & Kjaer, M. (2006). Treino de resistência, sensibilidade à insulina e função muscular nos idosos. *Essays in Biochemistry, Vol 42: The Biochemical Basis of the Health Effects of Exercise, 42*, 75-88.

Di Francescomarino, S., Sciartilli, A., Di Valerio, V., Di Baldassarre, A., & Gallina, S. (2009). The effect of physical exercise on endothelial function (O efeito do exercício físico na função endotelial). *Sports Medicine, 39*(10), 797-812.

Diehm, C., Schuster, A., Allenberg, J. R., Darius, H., Haberl, R., Lange, S., Trampisch, H. J. (2004). Alta prevalência de doença arterial periférica e co-morbidade em 6880 pacientes de cuidados primários: Cross-sectional study. *Atherosclerosis, 172*(1), 95-105. doi:10.1016/S0021-9150(03)00204-1

Ferreira, L. F., Townsend, D. K., Lutjemeier, B. J., & Barstow, T. J. (2005). Cinética do fluxo sanguíneo capilar muscular estimada a partir da captação pulmonar de O-2 e da espetroscopia de infravermelho próximo. *Journal of Applied Physiology, 98*(5), 1820-1828. doi:10.1152/japplphysiol.00907.2004

Figueroa, X. F., & Duling, B. R. (2009). Gap junctions no controlo da função vascular. *Antioxidants & Redox Signaling, 11*(2), 251-266. doi:10.1089/ars.2008.2117; 10.1089/ars.2008.2117

Fowkes, F. G. R., Murray, G. D., Butcher, I., Heald, C. L., Lee, R. J., Chambless, L. E., Ankle Brachial Index Collaboration. (2008). Ankle brachial index combined with framingham risk score to predict cardiovascular events and mortality - A metaanalysis. *Jama-Journal of the American Medical Association, 300*(2), 197-208.

Franzoni, F., Galetta, F., Morizzo, C., Lubrano, V., Palombo, C., Santoro, G., Quinones-Galvan, A. (2004). Efeitos da idade e da aptidão física na função microcirculatória. *Clinical Science, 106*(3), 329-335. doi:10.1042/CS20030229

Furchgott, R. F., & Zawadzki, J. V. (1980). O papel obrigatório das células endoteliais no relaxamento do músculo liso arterial pela acetilcolina. *Nature, 288*(5789), 373-376. doi:10.1038/288373a0

Gardner, A. W., Katzel, L. I., Sorkin, J. D., Bradham, D. D., Hochberg, M. C., Flinn, W. R., & Goldberg, A. P. (2001). A reabilitação pelo exercício melhora os resultados funcionais e a circulação periférica em pacientes com claudicação intermitente: A randomized controlled trial. *Journal of the American Geriatrics Society, 49*(6), 755-762. doi:10.1046/j.1532-

5415.2001.49152.x
Garg, P. K., Tian, L., Criqui, M. H., Liu, K., Ferrucci, L., Guralnik, J. M., McDermott, M. M. (2006). Atividade física durante a vida diária e mortalidade em doentes com doença arterial periférica. *Circulation, 114*(3), 242-248. doi:10.1161/CIRCULATIONAHA.105.605246

Godin, G., Jobin, J., & Bouillon, J. (1986). Assessment of leisure-time exercise behavior by self-report - a concurrent validity study. *Canadian Journal of Public HealthRevue Canadienne De Sante Publique, 77*(5), 359-362.

Godin, G., & Shephard, R. J. (1985). A simple method to assess exercise behavior in the community. *Canadian Journal of Applied Sport Sciences, 10*(3), 141-146.

Halperin, J. L. (2002). Avaliação de pacientes com doença vascular periférica. *Thrombosis Research, 106*(6), V303-V311. doi:10.1016/S0049-3848(01)00366-8

Heffernan, K. S., Edwards, D. G., Rossow, L., Jae, S. Y., & Fernhall, B. (2007). A compressão mecânica externa reduz a rigidez arterial regional. *European Journal of Applied Physiology, 101*(6), 735-741. doi:10.1007/s00421-007-0550-4

Herr, M. D., Hogeman, C. S., Koch, D. W., Krishnan, A., Momen, A., & Leuenberger, U. A. (2010). Um dispositivo em tempo real para converter sinais de áudio de ultrassom doppler em velocidade de fluxo de fluido. *American Journal of Physiology-Heart and Circulatory Physiology, 298*(5), H1626-H1632. doi:10.1152/ajpheart.00713.2009

Hiatt, W. R. (2001). Terapia medicamentosa - tratamento médico da doença arterial periférica e claudicação. *New England Journal of Medicine, 344*(21), 1608-1621.

Higashi, Y., Kihara, Y., & Noma, K. (2012). Disfunção endotelial e hipertensão no envelhecimento. *Pesquisa de Hipertensão: Jornal Oficial da Sociedade Japonesa de Hipertensão, 35* (11), 1039-1047. doi: 10.1038 / hr.2012.138; 10.1038 / hr.2012.138

Hirsch, A. T., Criqui, M. H., Treat-Jacobson, D., Regensteiner, J. G., Creager, M. A., Olin, J. W., . . . Hiatt, W. R. (2001). Deteção, sensibilização e tratamento da doença arterial periférica nos cuidados primários. *Jama-Journal of the American Medical Association, 286*(11), 1317-1324. doi:10.1001/jama.286.11.1317

Hirsch, A. T., Haskal, Z. J., Hertzer, N. R., Bakal, C. W., Creager, M. A., Halperin, J. L., . . . Guia de Prática da Força Tarefa da ACC AHA. (2006). ACC/AHA 2005 practice guidelines for the management of patients with peripheral arterial disease (lower extremity, renal, mesenteric, and abdominal aortic): Resumo executivo - Um relatório colaborativo da Associação Americana de Cirurgia Vascular/Sociedade de Cirurgia Vascular, Sociedade de Angiografia e Intervenções Cardiovasculares, Sociedade de Medicina e Biologia Vascular, Sociedade de Radiologia Intervencionista e a Força Tarefa ACC/AHA sobre Diretrizes Práticas (comitê de redação para desenvolver diretrizes para o tratamento de pacientes com doença arterial periférica). *Circulation, 113*(11), 1474-1547. doi:10.1161/CIRCULATIONAHA.106.173994

Hoff, J., Tjonna, A. E., Steinshamn, S., Hoydal, M., Richardson, R. S., & Helgerud, J. (2007). Treino de força máxima das pernas na DPOC: Uma terapia para a ineficiência mecânica. *Medicine and Science in Sports and Exercise, 39*(2), 220-226. doi:10.1249/01.mss.0000246989.48729.39

Hornbuckle, L. M., Liu, P. Y., Ilich, J. Z., Kim, J. S., Arjmandi, B. H., & Panton, L. B. (2012). Efeitos do treino de resistência e da caminhada no risco de doenças cardiovasculares em mulheres afro-americanas. *Medicine and Science in Sports and Exercise, 44*(3), 525533. doi:10.1249/MSS.0b013e31822e5a12; 10.1249/MSS.0b013e31822e5a12

Hughson, R. L. (2003). Regulation of blood flow at the onset of exercise by feed forward and feedback mechanisms. *Canadian Journal of Applied Physiology-Revue Canadienne De Physiologie Appliquee, 28*(5), 774-787.

Izquierdo-Porrera, A. M., Gardner, A. W., Powell, C. C., & Katzel, L. I. (2000). Effects of exercise rehabilitation on cardiovascular risk factors in older patients with peripheral arterial occlusive disease. *Journal of Vascular Surgery, 31*(4), 670-677. doi:10.1067/mva.2000.104422

Jambrik, Z., Venneri, L., Varga, A., Rigo, F., Borges, A., & Picano, E. (2004). Teste da função endotelial vascular periférica para o diagnóstico da doença arterial coronária. *American Heart Journal, 148*(4), 684-689. doi:10.1016/j.ahj.2004.04.016

Joras, M., & Poredos, P. (2008). A associação da isquémia aguda induzida pelo exercício com a função vasodilatadora sistémica em doentes com doença arterial periférica. *Vascular Medicine, 13*(4), 255-262. doi:10.1177/1358863X08096347

Kagaya, A., & Homma, S. (1997). Fluxo sanguíneo arterial braquial durante o exercício estático de preensão manual de curta duração em diferentes intensidades estudado por ultrassom doppler método. *Ata Physiologica Scandinavica, 160*(3), 257-265. doi:10.1046/j.1365-201X.1997.00158.x
Kano, Y., Padilla, D. J., Behnke, B. J., Hageman, K. S., Musch, T. I., & Poole, D. C. (2005). Effects of eccentric exercise on microcirculation and microvascular oxygen pressures in rat spinotrapezius muscle. *Journal of Applied Physiology, 99*(4), 15161522. doi:10.1152/japplphysiol.00069.2005
Knowles, J. W., Assimes, T. L., Li, J., Quertermous, T., & Cooke, J. P. (2007). Genetic susceptibility to peripheral arterial disease: Um canto escuro na biologia vascular. *Arteriosclerosis Thrombosis and Vascular Biology, 27*(10), 2068-2078. doi:10.1161/01.ATV.0000282199.66398.8c
Kosek, D. J., Kim, J. S., Petrella, J. K., Cross, J. M., & Bamman, M. M. (2006). Efficacy of 3 days/wk resistance training on myofiber hypertrophy and myogenic mechanisms in young vs. older adults. *Journal of Applied Physiology (Bethesda, Md.: 1985), 101*(2), 531-544. doi:10.1152/japplphysiol.01474.2005
Larsson, M., & Stromberg, T. (2006). Toward a velocity-resolved microvascular blood flow measure by decomposition of the laser doppler spectrum. *Journal of Biomedical Optics, 11*(1), 014024. doi:10.1117/1.2166378
Leng, G. C., Fowler, B., & Ernst, E. (2000). Exercício para claudicação intermitente. *Cochrane Database of Systematic Reviews (Online),* (2), CD000990.
Lutjemeier, B. J., Miura, A., Scheuermann, B. W., Koga, S., Townsend, D. K., & Barstow, T. J. (2005). Muscle contraction-blood flow interactions during upright knee extension exercise in humans. *Journal of Applied Physiology, 98*(4), 15751583. doi:10.1152/japplphysiol.00219.2004
Makowsky, M. J., McAlister, F. A., Galbraith, P. D., Southern, D. A., Ghali, W. A., Knudtson, M. L., APPROACH Investigators. (2008). Doença arterial periférica dos membros inferiores em indivíduos com doença arterial coronária: Importância prognóstica, lacunas nos cuidados e impacto da terapêutica. *American Heart Journal, 155*(2), 348-355. doi:10.1016/j.ahj.2007.09.005
Makowsky, M., McMurtry, M. S., Elton, T., Rosenthal, M., Gunther, M., Percy, M., Tsuyuki, R. (2011). Prevalência e padrões de tratamento da doença arterial periférica dos membros inferiores em pacientes de risco em ambientes de saúde ambulatórios. *Jornal Canadiano de Cardiologia, 27*(3), 389.e11. doi:10.1016/j.cjca.2010.12.029
McDermott, M. M., Liu, K., Guralnik, J. M., Martin, G. J., Criqui, M. H., & Greenland, P. (1998). Medição da resistência à marcha e da velocidade da marcha com questionário: Validação do questionário de comprometimento da marcha em homens e mulheres com doença arterial periférica. *Journal of Vascular Surgery, 28*(6), 10721081.
McDermott, M. M., Ades, P., Guralnik, J. M., Dyer, A., Ferrucci, L., Liu, K., Criqui, M. H. (2009). Exercício em passadeira e treino de resistência em pacientes com doença periférica doença arterial com e sem claudicação intermitente Um estudo aleatório controlado ensaio. *Jama-Journal of the American Medical Association, 301*(2), 165-174.
McDermott, M. M., Hoff, F., Ferrucci, L., Pearce, W. H., Guralnik, J. M., Tian, L., Criqui, M. H. (2007). Isquemia da extremidade inferior, caraterísticas do músculo esquelético da panturrilha e comprometimento funcional na doença arterial periférica. *Journal of the American Geriatrics Society, 55*(3), 400-406. doi:10.1111/j.1532-5415.2007.01092.x
McDermott, M. M., Tian, L., Ferrucci, L., Liu, K., Guralnik, J. M., Liao, Y., Criqui, M. H. (2008). Associações entre isquemia dos membros inferiores, força dos membros superiores e inferiores e comprometimento funcional com doença arterial periférica. *Journal of the American Geriatrics Society, 56*(4), 724-729. doi:10.1111/j.1532-5415.2008.01633.x
McDermott, M. M., Tiukinhoy, S., Greenland, P., Liu, K., Pearce, W. H., Guralnik, J. M., Ferrucci, L. (2004). Uma intervenção piloto de exercício para melhorar o funcionamento das extremidades inferiores na doença arterial periférica não acompanhada de claudicação intermitente. *Journal of Cardiopulmonary Rehabilitation, 24*(3), 187-96. doi:10.1097/00008483-200405000-00010
McEniery, C. M., Yasmin, Hall, I. R., Qasem, A., Wilkinson, I. B., Cockcroft, J. R., & ACCT Investigators. (2005). Envelhecimento vascular normal: Differential effects on wave reflection

and aortic pulse wave velocity - the anglo-cardiff collaborative trial (ACCT). *Journal of the American College of Cardiology, 46*(9), 1753-1760. doi:10.1016/j.jacc.2005.07.037

McGuigan, M. R. M., Bronks, R., Newton, R. U., Sharman, M. J., Graham, J. C., Cody, D. V., & Kraemer, W. J. (2001). Treinamento de resistência em pacientes com doença arterial periférica: Effects on myosin isoforms, fiber type distribution, and capillary supply to skeletal muscle. *Journals of Gerontology Series A-Biological Sciences and Medical Sciences, 56*(7), B302-B310.

Mero, A. A., Hulmi, J. J., Salmijarvi, H., Katajavuori, M., Haverinen, M., Holviala, J., Selanne, H. (2013). O treinamento de resistência induziu o aumento do tamanho da fibra muscular em homens jovens e idosos. *European Journal of Applied Physiology, 113*(3), 641-650. doi:10.1007/s00421-012-2466-x; 10.1007/s00421-012-2466-x

Milani, R. V., & Lavie, C. J. (2007). O papel do treinamento físico na doença arterial periférica. *Vascular Medicine, 12*(4), 351-358. doi:10.1177/1358863X07083177

Miyachi, M., Kawano, H., Sugawara, J., Takahashi, K., Hayashi, K., Yamazaki, K., Tanaka, H. (2004). Efeitos desfavoráveis do treinamento de resistência na complacência arterial central - Um estudo de intervenção randomizado. *Circulation, 110*(18), 2858-2863. doi:10.1161/01.CIR.0000146380.08401.99

Miyachi, M., Tanaka, H., Kawano, H., Okajima, M., & Tabata, I. (2005). Ausência de reduções relacionadas com a idade no fluxo sanguíneo basal da perna inteira em homens treinados com resistência. *Journal of Applied Physiology, 99*(4), 1384-1390. doi:10.1152/japplphysiol.00061.2005

Montgomery, P. S., & Gardner, A. W. (1998). A utilidade clínica de um teste de caminhada de seis minutos em pacientes com doença arterial oclusiva periférica. *Journal of the American Geriatrics Society, 46*(6), 706-711.

Murrant, C. L., Kim, M. B., & Sarelius, I. H. (2001). Gap junctional communication from arteriolar smooth muscle cells to endothelial cells in situ. *Faseb Journal, 15*(4), A56- A56.

Nadland, I. H., Walloe, L., & Toska, K. (2009). Efeito da bomba muscular da perna no aumento da perfusão muscular durante o trabalho muscular em humanos. *European Journal of Applied Physiology, 105*(6), 829-841. doi:10.1007/s00421-008-0965-6

Nichols, W. W. (2005). Medição clínica da rigidez arterial obtida a partir de formas de onda de pressão não invasivas. *American Journal of Hypertension, 18*(1), 3S-10S. doi:10.1016/j.amjhyper.2004.10.009

Nicolai, S. P., Kruidenier, L. M., Rouwet, E. V., Graffius, K., Prins, M. H., & Teijink, J. A. (2009). O questionário de incapacidade para caminhar: Uma ferramenta eficaz para avaliar o efeito do tratamento em pacientes com claudicação intermitente. *Journal of Vascular Surgery, 50*(1), 89-94. doi:10.1016/j.jvs.2008.12.073; 10.1016/j.jvs.2008.12.073

Okamoto, T., Masuhara, M., & Ikuta, K. (2006). Efeitos do treino de resistência excêntrico e concêntrico na rigidez arterial. *Journal of Human Hypertension, 20*(5), 348354. doi:10.1038/sj.jhh.1001979

Okamoto, T., Masuhara, M., & Ikuta, K. (2008). Efeitos do treino de resistência de baixa intensidade com elevação e descida lentas na função vascular. *Journal of Human Hypertension, 22*(7), 509-511. doi:10.1038/jhh.2008.12

Okamoto, T., Masuhara, M., & Ikuta, K. (2011). Efeito do treinamento de resistência de baixa intensidade na função arterial. *Jornal Europeu de Fisiologia Aplicada, 111*(5), 743748. doi:10.1007/s00421-010-1702-5

Osteras, H., Helgerud, J., & Hoff, J. (2002). Os efeitos do treino de força máxima nas relações força-velocidade e força-potência explicam o aumento do desempenho aeróbico em humanos. *European Journal of Applied Physiology, 88*(3), 255-263. doi:10.1007/s00421-002-0717-y

Pearson, D., Faigenbaum, A., Conley, M., & Kraemer, W. J. (2000). As diretrizes básicas da National Strength and Conditioning Association para o treino de resistência de atletas. *Strength and Conditioning Journal, 22*(4), 14-27. doi:10.1519/1533-4295(2000)022<0014:TNSACA>2.0.CO;2

Phillips, B., Williams, J., Atherton, P., Smith, K., Hildebrandt, W., Rankin, D., Rennie, M. J. (2012). O treinamento com exercícios de resistência melhora os declínios relacionados à idade na condutância vascular da perna e rejuvenesce as respostas agudas do fluxo sanguíneo da perna à alimentação e ao exercício. *Journal of Applied Physiology, 112*(3), 347-353.

doi:10.1152/japplphysiol.01031.2011
Pradhan, A. D., Shrivastava, S., Cook, N. R., Rifai, N., Creager, M. A., & Ridker, P. M. (2008). Doença arterial periférica sintomática em mulheres - biomarcadores não tradicionais de risco elevado. *Circulation, 117*(6), 823-831. doi:10.1161/CIRCULATIONAHA.107.719369
Quaresima, V., Lepanto, R., & Ferrari, M. (2003). A utilização da espetroscopia de infravermelhos próximos em medicina desportiva. *Journal of Sports Medicine and Physical Fitness, 43*(1), 1-13.
Rakobowchuk, M., McGowan, C. L., de Groot, P. C., Hartman, J. W., Phillips, S. M., & MacDonald, M. J. (2005). Endothelial function of young healthy males following whole body resistance training (Função endotelial de jovens saudáveis do sexo masculino após treino de resistência de corpo inteiro). *Journal of Applied Physiology, 98*(6), 2185-2190. doi:10.1152/japplphysiol.01290.2004
Regensteiner, J. G., & Stewart, K. J. (2006). Terapias médicas estabelecidas e em evolução para claudicação em pacientes com doença arterial periférica. *Nature Clinical Practice Cardiovascular Medicine, 3*(11), 604-610. doi:10.1038/ncpcardio0660
Rikli, R. E., & Jones, C. J. (1998). A fiabilidade e validade de um teste de caminhada de 6 minutos como medida de resistência física em adultos mais velhos. *Journal of Aging and Physical Activity, 6*(4), 363-375.
Ritti-Dias, R. M., Wolosker, N., de Moraes Forjaz, C. L., Fernandes Carvalho, C. R., Cucato, G. G., Leao, P. P., & Nunes Marucci, M. d. F. (2010). O treinamento de força aumenta a tolerância à caminhada em pacientes com claudicação intermitente: Estudo randomizado. *Journal of Vascular Surgery, 51*(1), 89-95. doi:10.1016/j.jvs.2009.07.118
Robbins, J. L., Jones, W. S., Duscha, B. D., Allen, J. D., Kraus, W. E., Regensteiner, J. G., Annex, B. H. (2011). Relação entre a densidade capilar do músculo da perna e o pico de fluxo sanguíneo hiperémico com capacidade de resistência na doença arterial periférica. *Journal of Applied Physiology, 111*(1), 81-86. doi:10.1152/japplphysiol.00141.2011
Rowell, L. B. (2004). Ideias sobre o controlo do fluxo sanguíneo do músculo esquelético e cardíaco (1876-2003): Ciclos de revisão e nova visão. *Journal of Applied Physiology, 97*(1), 384-392. doi:10.1152/japplphysiol.01220.2003
Ryan, A. S., Katzel, L. I., & Gardner, A. W. (2000). Determinantes do pico de vo(2) em pacientes com doença arterial oclusiva periférica. *Journals of Gerontology Series A- Biological Sciences and Medical Sciences, 55*(6), B302-B306.
Sakamoto, S., Yokoyama, N., Tamori, Y., Akutsu, K., Hashimoto, H., & Takeshita, S. (2009). Os pacientes com doença arterial periférica que completam um programa de treino de exercício supervisionado de 12 semanas apresentam uma redução da mortalidade e morbilidade cardiovascular. *Circulation Journal, 73*(1), 167-173.
Shammas, N. W. (2007). Epidemiologia, classificação e factores de risco modificáveis da doença arterial periférica. *Vascular Health and Risk Management, 3*(2), 229-34. doi:10.2147/vhrm.2007.3.2.229
Solway, S., Brooks, D., Lacasse, Y., & Thomas, S. (2001). Uma visão geral qualitativa e sistemática das propriedades de medição dos testes de marcha funcional utilizados no domínio cardiorrespiratório. *Chest, 119*(1), 256-270. doi:10.1378/chest.119.1.256 Spronk, S., Bosch, J. L., Hoed, P. T. d., Veen, H. F., Pattynama, P. M. T., & Hunink, M. G. M. (2009). Claudicação intermitente: Clinical effectiveness of endovascular revascularization versus supervised hospital-based exercise training-randomized controlled trial. *Radiology, 250*(2), 586-595. doi:10.1148/radiol.2501080607
Stein, R., Hriljac, I., Halperin, J. L., Gustavson, S. M., Teodorescu, V., & Olin, J. W. (2006). Limitação do índice tornozelo-braquial em repouso em pacientes sintomáticos com doença arterial periférica. *Vascular Medicine, 11*(1), 29-33. doi:10.1191/1358863x06vm663oa
Stensvold, D., Tjonna, A. E., Skaug, E., Aspenes, S., Stolen, T., Wisloff, U., & Slordahl, S. A. (2010). Treino de força versus treino aeróbico intervalado para modificar os factores de risco da síndrome metabólica. *Journal of Applied Physiology, 108*(4), 804-810. doi:10.1152/japplphysiol.00996.2009
Su, Q. -., Zhang, J. -., Dong, R., Hua, B., & Sun, J. -. (2010). Comparação das alterações nos marcadores de lesão muscular induzidas por exercício excêntrico e isquemia/reperfusão.

Scandinavian Journal of Medicine & Science in Sports, 20(5), 748-756. doi:10.1111/j.1600-0838.2009.01015.x

Taddei, S., Galetta, F., Virdis, A., Ghiadoni, L., Salvetti, G., Franzoni, F., Salvetti, A. (2000). Physical activity prevents age-related impairment in nitric oxide availability in elderly athletes. *Circulation, 101*(25), 2896-2901.

Tanaka, H., Shimizu, S., Ohmori, F., Muraoka, Y., Kumagai, M., Yoshizawa, M., & Kagaya, A. (2006). Aumento do fluxo sanguíneo e da tensão de cisalhamento nos membros que não trabalham durante o exercício incremental. *Medicine and Science in Sports and Exercise, 38*(1), 81-85. doi:10.1249/01.mss.0000191166.81789.de

Tanimoto, M., Kawano, H., Gando, Y., Sanada, K., Yamamoto, K., Ishii, N., Miyachi, M. (2009). O treino de resistência de baixa intensidade com movimentos lentos e geração de força tónica aumenta o fluxo sanguíneo basal dos membros. *Clinical Physiology and Functional Imaging, 29*(2), 128-135. doi:10.1111/j.1475-097X.2008.00847.x

Taylor, L. M., Spence, J. C., Raine, K., Sharma, A. M., & Plotnikoff, R. C. (2011). Preferências de atividade física auto-relatadas em indivíduos com pré-diabetes. *The Physician and Sportsmedicine, 39*(2), 41-9.

Terjung, R. L., Zarzeczny, R., & Yang, H. T. (2002). Fluxo sanguíneo muscular e função mitocondrial: Influência do envelhecimento. *International Journal of Sport Nutrition and Exercise Metabolism, 12*(3), 368-378.

Thompson, R. S., Trudinger, B. J., & Cook, C. M. (1988). Índices de forma de onda de ultrassom Doppler - relação A/b, índice de pulsatilidade e relação pourcelot. *British Journal of Obstetrics and Gynaecology, 95*(6), 581-588. doi:10.1111/j.1471- 0528.1988.tb09487.x

Valic, Z., Buckwalter, J. B., & Clifford, P. S. (2005). Resposta do fluxo sanguíneo muscular à contração: Influência da pressão venosa. *Journal of Applied Physiology, 98*(1), 7276. doi:10.1152/japplphysiol.00151.2004

Valic, Z., Naik, J. S., Ruble, S. B., Buckwalter, J. B., & Clifford, P. S. (2002). A elevação do fluxo sanguíneo em repouso atenua a hiperemia do exercício. *Journal of Applied Physiology, 93*(1), 134-140. doi:10.1152/japplphysiol.00421.2001

Wang, E., Helgerud, J., Loe, H., Indseth, K., Kaehler, N., & Hoff, J. (2010). O treino de força máxima melhora o desempenho da marcha em pacientes com doença arterial periférica. *Scandinavian Journal of Medicine & Science in Sports, 20*(5), 764-770. doi:10.1111/j.1600-0838.2009.01014.x

Wang, J., Zhou, S., Bronks, R., Graham, J., & Myers, S. (2006). Efeitos do treino supervisionado de marcha em passadeira na força e resistência dos músculos da barriga da perna de indivíduos com doença arterial periférica. *Clinical Journal of Sport Medicine, 16*(5), 397-400. doi:10.1097/01.jsm.0000244604.70542.b2

Wang, J., Zhou, S., Bronks, R., Graham, J., & Myers, S. (2009). Efeitos do treino de caminhada em passadeira supervisionado na capilarização do músculo da barriga da perna em pacientes com claudicação intermitente. *Angiology, 60*(1), 36-41. doi:10.1177/0003319708317337

Watson, L., Ellis, B., & Leng, G. C. (2008). Exercício para claudicação intermitente. *Base de dados Cochrane de Revisões Sistemáticas,* (4), CD000990. doi:10.1002/14651858.CD000990.pub2

Apêndice

Secção Um

ESTUDO PILOTO: Os participantes realizaram dois testes, cada um consistindo em contracções de 80 segundos. Um teste consistia numa contração constante de 80 segundos e o outro num teste de 160 segundos com contracções de um segundo emparelhadas com um segundo de descanso entre cada repetição. O período de recuperação foi medido durante sete minutos após a conclusão de cada teste. A Figura 9 mostra o período de recuperação de sete minutos após cada protocolo de teste. O protocolo de teste que consistia numa relação trabalho/repouso de 1:1 atinge o valor de referência muito mais rapidamente do que o teste com uma taxa de trabalho constante.

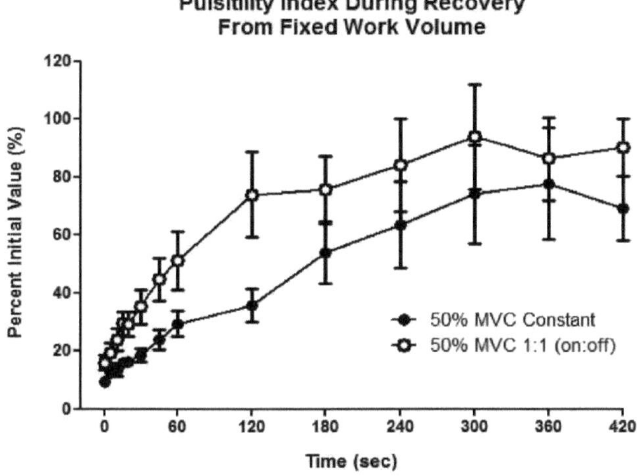

Figura 9: Traço do índice de pulsatilidade de um período de recuperação de sete minutos após uma contração constante de 80 segundos e um teste de relação trabalho/repouso de 160 segundos.

Apêndice - Secção 2

TÍTULO DO PROJECTO: O exame do efeito do treino de resistência concêntrica lenta na função vascular em adultos mais velhos

Investigador principal:

Jonathan Baillie, Licenciatura
Candidato a Mestre em Ciências Faculdade de Cinesiologia Universidade de New Brunswick
baillie.jonathan@unb.ca Gabinete Telefone: (506)458.7034
Telemóvel: (506)471.8546

Supervisor:

Stacey Reading PhD. Professora Assistente
Faculdade de Cinesiologia
Universidade de New Brunswick Fredericton
Caixa postal 4400
Fredericton, NB
Canadá
E3B 5A3
Telefone do escritório: (506)453.4893
Telefone de casa: (506)206.1735
Correio eletrónico: sreading@unb.ca

ESTÁ CONVIDADO A PARTICIPAR NO SEGUINTE ESTUDO DE INVESTIGAÇÃO QUE ESTÁ A SER REALIZADO NA FACULDADE DE CINESIOLOGIA DA UNIVERSIDADE DE NEW BRUNSWICK. ESTE PROJECTO FOI REVISTO PELO CONSELHO DE ÉTICA EM INVESTIGAÇÃO DA UNIVERSIDADE DE NEW BRUNSWICK E ESTÁ ARQUIVADO COMO

REB 2012-038.

ANTECEDENTES

O envelhecimento é um fator de risco cardiovascular bem documentado porque os vasos sanguíneos podem perder a sua capacidade de dilatação total à medida que envelhecemos. Estas artérias tornam-se mais rígidas e estreitas, impedindo que o sangue chegue e nutra os nossos tecidos, especialmente durante o exercício. Em casos extremos, isto resulta em doença arterial periférica; uma condição que causa dor na parte inferior das pernas com o esforço. O tratamento tradicional de primeira linha para melhorar a função dilatadora e a doença arterial periférica é o exercício aeróbico baseado na marcha. As contracções musculares repetidas ajudam a estimular a dilatação dos vasos sanguíneos e, com o tempo, podem reduzir a dor associada à marcha.

O treino de resistência também é utilizado para ajudar os doentes com doença arterial periférica. O objetivo do treino de resistência é aumentar o tamanho e a força dos músculos para contrariar a perda de massa muscular que ocorre frequentemente com a diminuição da função dos vasos sanguíneos. O exercício de resistência também deve restaurar alguma função vasodilatadora perdida; no entanto, isso não foi bem estudado. Neste estudo, pretendemos avaliar a eficácia do exercício de resistência para melhorar a função vasodilatadora em adultos mais velhos.

APLICAÇÃO DO ESTUDO

O objetivo deste trabalho é determinar se o treino de resistência com uma velocidade de contração lenta irá melhorar a capacidade dilatadora melhor do que os protocolos de treino de resistência convencionais que utilizam velocidades de contração rápidas. Isto pode resultar no desenvolvimento de diretrizes baseadas em evidências para alterar os programas de exercício de resistência para melhorar a capacidade vasodilatadora em adultos mais velhos.

CONCEPÇÃO DA EXPERIÊNCIA

- Este estudo envolverá 6 sessões de avaliação laboratorial para avaliar a função vascular no antebraço e na perna. Duas sessões ocorrerão nas quatro semanas anteriores ao programa de treino como medida de base. Duas sessões ocorrerão no início do programa e duas no final do programa. Terá de usar uma t-shirt de manga curta larga e calções durante cada uma das sessões de laboratório. As sessões de laboratório têm lugar no Laboratório de Fisiologia do Exercício de Cinesiologia, localizado no Ginásio L.B.
  Cada sessão de laboratório durará aproximadamente uma hora (6 horas de laboratório no total).
- Cada voluntário participará num programa de treino de resistência supervisionado de seis semanas, **adequado à sua idade e capacidade**. O programa é supervisionado por um Personal Trainer® certificado pela Sociedade Canadiana de Fisiologia do Exercício. O programa de treino consiste em três sessões de uma hora por semana durante seis semanas. As sessões de treino decorrerão durante a semana (de segunda a sexta-feira) e cada sessão será separada por um mínimo de 24 horas.
  O tempo total dedicado ao programa de treino de resistência é de 18 horas (3 horas por semana durante 6 semanas). Além disso, é necessário prever tempo para as deslocações e para a mudança de roupa antes e depois de cada sessão.

PORMENORES DAS SESSÕES DE AVALIAÇÃO LABORATORIAL:

Estas sessões são concebidas para medir o grau de dilatação dos vasos sanguíneos dos braços e das pernas.

Equipamento de registo: Os sensores não invasivos são colocados na pele por cima do músculo e dos vasos sanguíneos de interesse. A atividade muscular (eletromiografia) é medida utilizando pequenos discos adesivos com fios ligados a amplificadores de registo. Os sensores registam a atividade eléctrica gerada **pelos** músculos. Os sensores de espetroscopia de infravermelhos próximos (NIRS) fazem incidir luz infravermelha na pele e registam a luz que é reflectida de volta à superfície. Esta informação é utilizada para medir as alterações do volume sanguíneo no seu músculo. Uma pequena quantidade de gel de ultra-sons será colocada na dobra do cotovelo e atrás do joelho e uma sonda de ultra-sons Doppler, semelhante a uma caneta, será encostada à pele para medir o fluxo de sangue numa artéria que fornece sangue ao antebraço e à perna.

As suas tarefas nestas sessões:

1) Sentado confortavelmente, o utilizador deve apertar uma alavanca com a maior força possível durante 5 a 10 segundos. Isto é designado por Contração Voluntária Máxima (CVM) e é utilizado para definir os critérios para o resto do teste. Será efectuado um teste semelhante para a perna. Deita-se de barriga para baixo numa mesa almofadada com o pé num suporte. Flecte o tornozelo com a maior força possível durante 5 a 10 segundos.

2) Para avaliar a sua função vascular, cada participante efectuará os seguintes testes para o braço e para a perna:

i) Apertará a alavanca ou flectirá o tornozelo a 40% da sua força MVC 90 vezes ao longo de 180 segundos. Cada contração é mantida durante 1 segundo e há 1 segundo de descanso entre as contracções. Uma vez terminada a tarefa, a sonda de fluxo Doppler será utilizada para medir o fluxo sanguíneo durante 10 minutos, enquanto descansa para recuperar. Durante a realização dos testes, recebe feedback de um ecrã de computador para que possa manter o ritmo adequado e contrair com a força correta.

ii) Apertará a alavanca ou flectirá o tornozelo a 40% da sua força MVC 18 vezes durante 108 segundos. Cada contração é mantida durante 5 segundos, com um segundo de descanso entre as contracções. Uma vez terminada a tarefa, a sonda de fluxo Doppler será utilizada para medir o fluxo sanguíneo durante 10 minutos, enquanto descansa para recuperar. Durante a realização dos testes, recebe feedback de um ecrã de computador para que possa manter o ritmo adequado e contrair com a força correta.

iii) É colocada uma braçadeira de tensão arterial à volta do braço/coxa, que é insuflada para interromper temporariamente o fluxo sanguíneo no antebraço/quadril durante 2 minutos. A braçadeira é depois desinsuflada e o fluxo sanguíneo é restabelecido. A sonda de fluxo Doppler será utilizada para medir o fluxo sanguíneo durante 10 minutos, enquanto descansa para recuperar.

Nota: Por favor, informe-nos se tiver uma trombose venosa profunda ou se estiver a tomar Warferin ou Coumadin (anticoagulantes).

4) **Numa** sessão de pré-treino e numa sessão de pós-treino, iremos recolher **uma** pequena amostra de sangue da ponta de um dedo utilizando um dispositivo de punção automatizado descartável. Este é o mesmo tipo de dispositivo de punção que um doente diabético utiliza diariamente. Durante o procedimento de recolha de sangue, sentirá uma picada momentânea quando a lança produzir um pequeno corte na ponta do seu dedo. A sensação dolorosa desaparece rapidamente e não há desconforto duradouro. O dispositivo de punção é muito exato e preciso - tornando o corte tão pequeno e indolor quanto possível. As dimensões do corte são de 1,5 mm de comprimento por 2,0 mm de profundidade, o que resulta na produção de 6 a 10 gotas de sangue (50 a 100 ^L). Estas feridas coagulam e cicatrizam rapidamente.

PORMENORES DO PROGRAMA DE TREINO DE RESISTÊNCIA:

- Todas as sessões de treino serão orientadas por um Personal Trainer certificado pelo CSEP. Os participantes receberão formação sobre os princípios do treino de força relacionados com a função vascular e serão familiarizados com o equipamento de treino de força e os exercícios que serão utilizados ao longo do programa. Será dada atenção à segurança dos participantes durante a realização dos exercícios de treino de resistência.
- O programa de formação terá a duração de 6 semanas. É necessário assistir a três sessões de formação de 1 hora por semana durante 6 semanas. As sessões realizar-se-ão de segunda a sexta-feira, de manhã ou à noite. Deve ter 24 horas de descanso entre as sessões, com um máximo de dois dias consecutivos. A assiduidade será registada e cada participante deve assistir a 80% (14 de 18) das sessões para que os dados sejam incluídos no estudo.
- O protocolo para cada sessão será o seguinte:

  1) 10 minutos de actividades de aquecimento, como caminhadas e alongamentos. ii) 40 minutos de treino de resistência de intensidade moderada, utilizando uma combinação de pesos livres e máquinas de resistência.

  111) 10 minutos de atividade fresca, como caminhar e fazer alongamentos.
- Existem dois grupos experimentais neste estudo. Um grupo efectuará o exercício de resistência ao ritmo de 1 segundo de elevação, 1 segundo de retenção, 1 segundo de retorno. O outro grupo efectuará os exercícios ao ritmo de 1 segundo de elevação, 1 segundo de retenção, 4 segundos de retorno.
- Cada sessão de treino de resistência envolverá 8-10 exercícios e completará 2 a 3 séries de cada exercício. Uma série envolve aproximadamente 30 segundos de trabalho muscular com um minuto de descanso entre cada série.
- Os pesos utilizados neste programa são definidos de acordo com a capacidade individual do participante e representam 60 a 70% da sua repetição máxima, o que faz deste programa um ***programa de intensidade moderada.*** Durante o programa deve sentir que está a fazer algum esforço, deve sentir-se mais quente do que em repouso, pode suar um pouco, o seu ritmo cardíaco vai aumentar um pouco e pode respirar um pouco mais depressa. Não deve sentir que está a exercer o seu esforço máximo para realizar os exercícios e em cada sessão de treino deve sentir-se cansado,

mas não exausto.

- Quem não está habituado ao exercício pode sentir-se um pouco rígido e dorido após as primeiras sessões de treino. Isto é normal e faz parte da adaptação que o músculo sofre à medida que se torna mais treinado. O treinador indicar-lhe-á alguns alongamentos que podem aliviar o desconforto. A dor inicial deve desaparecer após as primeiras sessões e é pouco provável que volte a aparecer durante o programa.

POTENCIAIS RISCOS E INCÓMODOS

A prática do treino de resistência com supervisão adequada apresenta poucos riscos. Durante as sessões de treino de resistência, pode sentir uma "sensação de ardor" associada a um esforço muscular intenso. Pode suster a respiração para manter o esforço. Isto pode fazer com que o ritmo cardíaco e a tensão arterial aumentem ligeiramente. Todas estas reacções são normais e estão associadas ao esforço muscular. Quando o esforço muscular pára, as sensações voltam rapidamente ao normal. Pode sentir dores musculares tardias após a conclusão de cada sessão. Esta sensação será semelhante a um aperto nos músculos. Os alongamentos e uma alimentação correta ajudarão a diminuir este efeito. Esta sensação começará a diminuir ao longo do programa à medida que o seu corpo se adapta ao programa.

Durante a avaliação laboratorial, quando interrompemos o fluxo de sangue para o seu antebraço com a braçadeira de tensão arterial, o seu braço começa a sentir-se como se tivesse adormecido com uma sensação de "alfinetes e agulhas". Esta sensação desvanece-se e o braço fica dormente. Assim que o fluxo sanguíneo for restabelecido, as sensações invertem-se e voltará a sentir-se como se tivesse adormecido, com uma sensação de "alfinetes e agulhas", antes de voltar às sensações normais. **A interrupção do fluxo sanguíneo para o braço durante 2 minutos não produz qualquer efeito duradouro ou prejuízo.**

As técnicas e o equipamento utilizados para avaliar as ondas de pulso arterial e a oxigenação muscular não representam qualquer risco identificável para si. Os indivíduos com alergia conhecida ao adesivo da fita adesiva médica ou alergia ao gel de ultra-sons não devem participar neste estudo.

As actividades que realiza neste estudo representam um risco mínimo para si, o participante. ***A participação neste estudo é estritamente voluntária, pelo que é livre de se retirar em qualquer altura.***

BENEFÍCIOS POTENCIAIS PARA OS SUJEITOS E/OU PARA A SOCIEDADE

Os requisitos mínimos de atividade física da Health Canada são 150 minutos por semana. A participação neste estudo cumpre estes requisitos (180 min/semana). Se o desejar, dar-lhe-emos feedback sobre os resultados do grupo. Os resultados deste estudo permitir-nos-ão compreender melhor as alterações do fluxo sanguíneo arterial que ocorrem antes, durante e após o exercício. Isto pode conduzir a melhores estratégias que resultem na deteção precoce e no tratamento de anomalias do fluxo sanguíneo, com o objetivo de prevenir o desenvolvimento e a progressão de doenças vasculares.

CONFIDENCIALIDADE

Todas as informações obtidas no âmbito deste estudo e que possam ser identificadas com o participante permanecerão totalmente confidenciais e só serão divulgadas com a sua autorização. Apenas os investigadores terão acesso aos dados. Todos os dados serão guardados num ambiente fechado no gabinete do investigador principal na Universidade de New Brunswick e aí permanecerão durante um período de dois anos, altura em que serão destruídos. Será utilizado um número de identificação do participante em vez do seu nome para codificar todos os dados e, como tal, não será identificado. Além disso, os resultados do estudo não incluirão os seus dados individuais, exceto se tiver dado o seu consentimento prévio.

PARTICIPAÇÃO E RETIRADA

Pode optar por participar ou não neste estudo. Se se voluntariar para participar neste estudo, pode desistir em qualquer altura sem consequências de qualquer tipo. Durante a recolha de dados, pode exercer a opção de retirar os seus dados do estudo. Pode também recusar-se a responder a quaisquer perguntas a que não queira responder e continuar a participar no estudo.

PERGUNTAS

Se tiver alguma questão relacionada com este projeto, não hesite em dirigi-la ao investigador principal. Se desejar falar com alguém que não esteja associado ao projeto, não hesite em contactar o Dr. Wayne Albert, Decano da Faculdade de Cinesiologia (506)453.4576, ou Stephen Turner, Presidente do Conselho de Revisão Ética da Universidade de New Brunswick (ethics@unb.ca), (506)453.5189.

Se deseja participar como voluntário neste estudo, preencha a secção da página seguinte. Obrigado pela sua participação.

FORMULÁRIO DE CONSENTIMENTO

O objetivo deste estudo foi-me explicado por . Compreendi a informação, incluindo os riscos da participação, e concordo em participar no estudo. Foi-me dada uma cópia do formulário de consentimento, que li e compreendi. Foi-me dada a oportunidade de fazer perguntas sobre o estudo e a minha participação, e

compreendo que posso fazer perguntas em qualquer altura.
Ao assinar este formulário, concordo em participar no estudo, sabendo que posso desistir do mesmo em qualquer altura, sem qualquer penalização.

Nome do participante (em letra de imprensa)	Assinatura do participante	Data
Testemunha (em letra de forma)	Assinatura da testemunha	Data

Se desejar ser informado sobre os resultados da investigação, forneça as informações de contacto.
Nome:
Endereço:
Número de telefone:
Endereço de correio eletrónico:

Apêndice - Secção Três

Physical Activity Readiness
Questionnaire - PAR-Q
(revised 2002)

PAR-Q & YOU

(A Questionnaire for People Aged 15 to 69)

Regular physical activity is fun and healthy, and increasingly more people are starting to become more active every day. Being more active is very safe for most people. However, some people should check with their doctor before they start becoming much more physically active.

If you are planning to become much more physically active than you are now, start by answering the seven questions in the box below. If you are between the ages of 15 and 69, the PAR-Q will tell you if you should check with your doctor before you start. If you are over 69 years of age, and you are not used to being very active, check with your doctor.

Common sense is your best guide when you answer these questions. Please read the questions carefully and answer each one honestly: check YES or NO.

YES	NO		
☐	☐	1.	**Has your doctor ever said that you have a heart condition and that you should only do physical activity recommended by a doctor?**
☐	☐	2.	**Do you feel pain in your chest when you do physical activity?**
☐	☐	3.	**In the past month, have you had chest pain when you were not doing physical activity?**
☐	☐	4.	**Do you lose your balance because of dizziness or do you ever lose consciousness?**
☐	☐	5.	**Do you have a bone or joint problem (for example, back, knee or hip) that could be made worse by a change in your physical activity?**
☐	☐	6.	**Is your doctor currently prescribing drugs (for example, water pills) for your blood pressure or heart condition?**
☐	☐	7.	**Do you know of any other reason why you should not do physical activity?**

If you answered

YES to one or more questions

Talk with your doctor by phone or in person BEFORE you start becoming much more physically active or BEFORE you have a fitness appraisal. Tell your doctor about the PAR-Q and which questions you answered YES.

- You may be able to do any activity you want — as long as you start slowly and build up gradually. Or, you may need to restrict your activities to those which are safe for you. Talk with your doctor about the kinds of activities you wish to participate in and follow his/her advice.
- Find out which community programs are safe and helpful for you.

NO to all questions

If you answered NO honestly to all PAR-Q questions, you can be reasonably sure that you can:

- start becoming much more physically active – begin slowly and build up gradually. This is the safest and easiest way to go.
- take part in a fitness appraisal – this is an excellent way to determine your basic fitness so that you can plan the best way for you to live actively. It is also highly recommended that you have your blood pressure evaluated. If your reading is over 144/94, talk with your doctor before you start becoming much more physically active.

DELAY BECOMING MUCH MORE ACTIVE:

- if you are not feeling well because of a temporary illness such as a cold or a fever – wait until you feel better; or
- if you are or may be pregnant – talk to your doctor before you start becoming more active.

PLEASE NOTE: If your health changes so that you then answer YES to any of the above questions, tell your fitness or health professional. Ask whether you should change your physical activity plan.

Informed Use of the PAR-Q: The Canadian Society for Exercise Physiology, Health Canada, and their agents assume no liability for persons who undertake physical activity, and if in doubt after completing this questionnaire, consult your doctor prior to physical activity.

No changes permitted. You are encouraged to photocopy the PAR-Q but only if you use the entire form.

NOTE: If the PAR-Q is being given to a person before he or she participates in a physical activity program or a fitness appraisal, this section may be used for legal or administrative purposes.

"I have read, understood and completed this questionnaire. Any questions I had were answered to my full satisfaction."

NAME ____________________

SIGNATURE ____________________ DATE ____________________

SIGNATURE OF PARENT or GUARDIAN (for participants under the age of majority) ____________________ WITNESS ____________________

Note: This physical activity clearance is valid for a maximum of 12 months from the date it is completed and becomes invalid if your condition changes so that you would answer YES to any of the seven questions.

Physical Activity Readiness
Medical Examination
(revised 2002)

PARmed-X PHYSICAL ACTIVITY READINESS MEDICAL EXAMINATION

The PARmed-X is a physical activity-specific checklist to be used by a physician with patients who have had positive responses to the Physical Activity Readiness Questionnaire (PAR-Q). In addition, the Conveyance/Referral Form in the PARmed-X can be used to convey clearance for physical activity participation, or to make a referral to a medically-supervised exercise program.

Regular physical activity is fun and healthy, and increasingly more people are starting to become more active every day. Being more active is very safe for most people. The PAR-Q by itself provides adequate screening for the majority of people. However, some individuals may require a medical evaluation and specific advice (exercise prescription) due to one or more positive responses to the PAR-Q.

Following the participant's evaluation by a physician, a physical activity plan should be devised in consultation with a physical activity professional (CSEP-Certified Personal Trainer™ or CSEP-Certified Exercise Physiologist™). To assist in this, the following instructions are provided:

PAGE 1: • Sections A, B, C, and D should be completed by the participant BEFORE the examination by the physician. The bottom section is to be completed by the examining physician.

PAGES 2 & 3: • A checklist of medical conditions requiring special consideration and management.

PAGE 4: • Physical Activity & Lifestyle Advice for people who do not require specific instructions or prescribed exercise.
• Physical Activity Readiness Conveyance/Referral Form - an optional tear-off tab for the physician to convey clearance for physical activity participation, or to make a referral to a medically-supervised exercise program.

This section to be completed by the participant

A PERSONAL INFORMATION:

NAME ______________________

ADDRESS ______________________

____

TELEPHONE ______________________

BIRTHDATE ______________ GENDER ________

MEDICAL No. ______________________

B PAR-Q: Please indicate the PAR-Q questions to which you answered YES

- ❑ Q1 Heart condition
- ❑ Q2 Chest pain during activity
- ❑ Q3 Chest pain at rest
- ❑ Q4 Loss of balance, dizziness
- ❑ Q5 Bone or joint problem
- ❑ Q6 Blood pressure or heart drugs
- ❑ Q7 Other reason: ______________

C RISK FACTORS FOR CARDIOVASCULAR DISEASE:
Check all that apply

- ❑ Less than 30 minutes of moderate physical activity most days of the week.
- ❑ Currently smoker (tobacco smoking 1 or more times per week).
- ❑ High blood pressure reported by physician after repeated measurements.
- ❑ High cholesterol level reported by physician.
- ❑ Excessive accumulation of fat around waist.
- ❑ Family history of heart disease.

Please note: *Many of these risk factors are modifiable. Please refer to page 4 and discuss with your physician.*

D PHYSICAL ACTIVITY INTENTIONS:

What physical activity do you intend to do?

____

____

____

____

This section to be completed by the examining physician

Physical Exam:

Ht	Wt	BP i) /
		BP ii) /

Conditions limiting physical activity:

- ❑ Cardiovascular ❑ Respiratory ❑ Other
- ❑ Musculoskeletal ❑ Abdominal

Tests required:

- ❑ ECG ❑ Exercise Test ❑ X-Ray
- ❑ Blood ❑ Urinalysis ❑ Other

Physical Activity Readiness Conveyance/Referral:

Based upon a current review of health status, I recommend:

Further information:
❑ Attached
❑ To be forwarded
❑ Available on request

- ❑ No physical activity
- ❑ Only a medically-supervised exercise program until further medical clearance
- ❑ Progressive physical activity:
  - ❑ with avoidance of: ______________
  - ❑ with inclusion of: ______________
  - ❑ under the supervision of a CSEP-Certified Exercise Physiologist™
- ❑ Unrestricted physical activity—start slowly and build up gradually

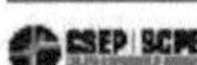

1

PARmed-X PHYSICAL ACTIVITY READINESS MEDICAL EXAMINATION

Following is a checklist of medical conditions for which a degree of precaution and/or special advice should be considered for those who answered "YES" to one or more questions on the PAR-Q, and people over the age of 69. Conditions are grouped by system. Three categories of precautions are provided. Comments under Advice are general, since details and alternatives require clinical judgement in each individual instance.

	Absolute Contraindications	Relative Contraindications	Special Prescriptive Conditions	ADVICE
	Permanent restriction or temporary restriction until condition is treated, stable, and/or past acute phase.	Highly variable. Value of exercise testing and/or program may exceed risk. Activity may be restricted. Desirable to maximize control of condition. Direct or indirect medical supervision of exercise program may be desirable.	Individualized prescriptive advice generally appropriate: • limitations imposed; and/or • special exercises prescribed. May require medical monitoring and/or initial supervision in exercise program.	
Cardiovascular	❑ aortic aneurysm (dissecting) ❑ aortic stenosis (severe) ❑ congestive heart failure ❑ crescendo angina ❑ myocardial infarction (acute) ❑ myocarditis (active or recent) ❑ pulmonary or systemic embolism—acute ❑ thrombophlebitis ❑ ventricular tachycardia and other dangerous dysrhythmias (e.g., multi-focal ventricular activity)	❑ aortic stenosis (moderate) ❑ subaortic stenosis (severe) ❑ marked cardiac enlargement ❑ supraventricular dysrhythmias (uncontrolled or high rate) ❑ ventricular ectopic activity (repetitive or frequent) ❑ ventricular aneurysm ❑ hypertension—untreated or uncontrolled severe (systemic or pulmonary) ❑ hypertrophic cardiomyopathy ❑ compensated congestive heart failure	❑ aortic (or pulmonary) stenosis—mild angina pectoris and other manifestations of coronary insufficiency (e.g., post-acute infarct) ❑ cyanotic heart disease ❑ shunts (intermittent or fixed) ❑ conduction disturbances - complete AV block - left BBB - Wolff-Parkinson-White syndrome ❑ dysrhythmias—controlled ❑ fixed rate pacemakers	• clinical exercise test may be warranted in selected cases, for specific determination of functional capacity and limitations and precautions (if any). • slow progression of exercise to levels based on test performance and individual tolerance. • consider individual need for initial conditioning program under medical supervision (indirect or direct).
			❑ intermittent claudication	progressive exercise to tolerance
			❑ hypertension: systolic 160-180; diastolic 105+	progressive exercise; care with medications (serum electrolytes; post-exercise syncope; etc.)
Infections	❑ acute infectious disease (regardless of etiology)	❑ subacute/chronic/recurrent infectious diseases (e.g., malaria, others)	❑ chronic infections ❑ HIV	variable as to condition
Metabolic		❑ uncontrolled metabolic disorders (diabetes mellitus, thyrotoxicosis, myxedema)	❑ renal, hepatic & other metabolic insufficiency	variable as to status
			❑ obesity ❑ single kidney	dietary moderation, and initial light exercises with slow progression (walking, swimming, cycling)
Pregnancy		❑ complicated pregnancy (e.g., toxemia, hemorrhage, incompetent cervix, etc.)	❑ advanced pregnancy (late 3rd trimester)	refer to the "PARmed-X for PREGNANCY"

References:

Arraix, G.A., Wigle, D.T., Mao, Y. (1992). Risk Assessment of Physical Activity and Physical Fitness in the Canada Health Survey Follow-Up Study. **J. Clin. Epidemiol.** 45:4 419-428.

Mottola, M., Wolfe, L.A. (1994). Active Living and Pregnancy, In: A. Quinney, L. Gauvin, T. Wall (eds.), **Toward Active Living: Proceedings of the International Conference on Physical Activity, Fitness and Health.** Champaign, IL: Human Kinetics.

PAR-Q Validation Report, British Columbia Ministry of Health, 1978.

Thomas, S., Reading, J., Shephard, R.J. (1992). Revision of the Physical Activity Readiness Questionnaire (PAR-Q). **Can. J. Spt. Sci.** 17:4 338-345.

The PAR-Q and PARmed-X were developed by the British Columbia Ministry of Health. They have been revised by an Expert Advisory Committee of the Canadian Society for Exercise Physiology chaired by Dr. N. Gledhill (2002).

Disponible en français sous le titre «Évaluation médicale de l'aptitude à l'activité physique (X-AAP)»

Continued on page 3...

	Special Prescriptive Conditions	ADVICE
Lung	❑ chronic pulmonary disorders	special relaxation and breathing exercises
	❑ obstructive lung disease ❑ asthma	breath control during endurance exercises to tolerance, avoid polluted air
	❑ exercise-induced bronchospasm	avoid hyperventilation during exercise; avoid extremely cold conditions; warm up adequately; utilize appropriate medication.
Musculoskeletal	❑ low back conditions (pathological, functional)	avoid or minimize exercise that precipitates or exasperates e.g., forced extreme flexion, extension, and violent twisting; correct posture, proper back exercises
	❑ arthritis—acute (infective, rheumatoid, gout)	treatment, plus judicious blend of rest, splinting and gentle movement
	❑ arthritis—subacute	progressive increase of active exercise therapy
	❑ arthritis—chronic (osteoarthritis and above conditions)	maintenance of mobility and strength; non-weightbearing exercises to minimize joint trauma (e.g., cycling, aquatic activity, etc.)
	❑ orthopaedic	highly variable and individualized
	❑ hernia	minimize straining and isometrics; stregthen abdominal muscles
	❑ osteoporosis or low bone density	avoid exercise with high risk for fracture such as push-ups, curl-ups, vertical jump and trunk forward flexion; engage in low-impact weight-bearing activities and resistance training
CNS	❑ convulsive disorder not completely controlled by medication	minimize or avoid exercise in hazardous environments and/or exercising alone (e.g., swimming, mountain climbing, etc.)
	❑ recent concussion	thorough examination if history of two concussions; review for discontinuation of contact sport if three concussions, depending on duration of unconsciousness, retrograde amnesia, persistent headaches, and other objective evidence of cerebral damage
Blood	❑ anemia—severe (< 10 Gm/dl) ❑ electrolyte disturbances	control preferred; exercise as tolerated
Medications	❑ antianginal ❑ antiarrhythmic ❑ antihypertensive ❑ anticonvulsant ❑ beta-blockers ❑ digitalis preparations ❑ diuretics ❑ ganglionic blockers ❑ others	NOTE: consider underlying condition. Potential for: exertional syncope, electrolyte imbalance, bradycardia, dysrhythmias, impaired coordination and reaction time, heat intolerance. May alter resting and exercise ECG's and exercise test performance.
Other	❑ post-exercise syncope	moderate program
	❑ heat intolerance	prolong cool-down with light activities; avoid exercise in extreme heat
	❑ temporary minor illness	postpone until recovered
	❑ cancer	if potential metastases, test by cycle ergometry, consider non-weight bearing exercises; exercise at lower end of prescriptive range (40-65% of heart rate reserve), depending on condition and recent treatment (radiation, chemotherapy); monitor hemoglobin and lymphocyte counts; add dynamic lifting exercise to strengthen muscles, using machines rather than weights.

*Refer to special publications for elaboration as required

The following companion forms are available online: http://www.csep.ca/forms

The **Physical Activity Readiness Questionnaire (PAR-Q)** - a questionnaire for people aged 15-69 to complete before becoming much more physically active.

The **Physical Activity Readiness Medical Examination for Pregnancy (PARmed-X for PREGNANCY)** - to be used by physicians with pregnant patients who wish to become more physically active.

For more information, please contact the:

Canadian Society for Exercise Physiology
370-18 Louisa Ottawa, ON K1R 6Y6
Tel. 1-877-651-3755 • FAX (613) 234-3565 • Online: www.csep.ca

Note to physical activity professionals...

It is a prudent practice to retain the completed Physical Activity Readiness Conveyance/Referral Form in the participant's file.

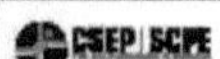

Continued on page 4...

Physical Activity Readiness
Medical Examination
(revised 2002)

PARmed-X PHYSICAL ACTIVITY READINESS MEDICAL EXAMINATION

PARmed-X Physical Activity Readiness Conveyance/Referral Form

Based upon a current review of the health status of ______________________________, I recommend:

- ❑ No physical activity
- ❑ Only a medically-supervised exercise program until further medical clearance
- ❑ Progressive physical activity
  - ❑ with avoidance of: ______________________________
  - ❑ with inclusion of: ______________________________
  - ❑ under the supervision of a CSEP-Certified Exercise Physiologist™
- ❑ Unrestricted physical activity — start slowly and build up gradually

Further information:
- ❑ Attached
- ❑ To be forwarded
- ❑ Available on request

Physician/clinic stamp:

______________________________ M.D.

______________________________ 20____
(date)

NOTE: This physical activity clearance is valid for a maximum of six months from the date it is completed and becomes invalid if your medical condition becomes worse.

4

Apêndice - Secção Cinco

APENAS PARA UTILIZAÇÃO NO REB: N.º de ficheiro:

Data de conclusão da App'n. Recebido:

Aprovado/Aprovado com..:

Modificação/Rejeitado..:

Data..: ________________

Universidade de New Brunswick

Pedido de revisão da investigação que envolve seres humanos

Investigador(es) principal(is): Nome(s); Estatuto académico (docente, estudante de licenciatura ou Estudante de pós-graduação); Unidade Académica, endereço de correio eletrónico, telefone do escritório, telefone de casa:

Jonathan Baillie

Faculdade de Cinesiologia
Universidade de New Brunswick Fredericton
Caixa postal 4400
Fredericton, NB
Canadá. E3B 5A3
Telefone do escritório: 506-453-4893
Telefone residencial: 506-471-8546
Correio eletrónico: baillie.jonathan@unb.ca
Título da investigação proposta:
O exame do treino de contração excêntrica lenta na função vascular em adultos mais velhos
Data de início: 15/04/2012Data de conclusão :
31/07/2012
Co-investigador(es): Unidade académica, endereço eletrónico, telefone do gabinete
N/A
Orientador(es) (se o investigador principal for um estudante); Unidade académica, endereço eletrónico, telefone do gabinete:
Stacey Reading PhD. Professora Assistente
Faculdade de Cinesiologia
Universidade de New Brunswick Fredericton
Caixa postal 4400
Fredericton, NB
Canadá. E3B 5A3
Telefone do escritório: 506-453-4893
Telefone residencial: 506-206-1735
Correio eletrónico: sreading@unb.ca
As partes abaixo assinadas certificam que leram e se comprometem a cumprir integralmente a Declaração de Política do Tri-Council "Conduta ética para a investigação envolvendo seres humanos".
Investigador(es) principal(is):
Co-investigador(es):
Supervisor(es):
O abaixo assinado certifica que a investigação proposta foi analisada pela(s) unidade(s) académica(s) responsável(eis) e é aceitável *em todos os aspectos.*
Reitor/Diretor/Presidente(s) **Nome dactilografado: Tim McGarry**
Assinatura
Data de apresentação ao REB: **20 de março de 2012**
1. Resumo: Fornecer aqui, em cerca de 300 palavras, um resumo da investigação proposta, indicando claramente o papel dos sujeitos da investigação e os procedimentos a que serão submetidos.
O estudo proposto examinará o exercício de treino de resistência (TR) na função vascular dos membros superiores e inferiores, a fim de avaliar a eficácia da utilização do treino de resistência para melhorar a reserva vasodilatadora. Durante uma contração muscular normal, a pressão intramuscular aumenta e reduz temporariamente ou oclui o fluxo sanguíneo através do músculo. Após o relaxamento, a pressão intramuscular diminui e o fluxo sanguíneo é restabelecido. Esta ação mecânica sobre os vasos sanguíneos contribui para a vasodilatação total que ocorre num músculo em resposta à atividade contrátil. Trabalhos anteriores do nosso laboratório mostraram que o trabalho muscular efectuado com
ciclos de contração-relaxamento produziram uma vasodilatação menor e mais curta quando comparada com uma quantidade equivalente de trabalho realizado utilizando menos contracções, mas mais longas.
Para alargar estes resultados, o estudo proposto irá testar a hipótese de que o exercício de TR realizado a um ritmo que aumenta o tempo de ativação (por exemplo, fase excêntrica lenta de um levantamento) irá fornecer um estímulo de treino de sobrecarga para a vasculatura de tal forma que irá melhorar a capacidade vasodialítica do membro. Os participantes do sexo masculino com mais de 50 anos de idade serão recrutados da população em geral para participar num programa de RT de 10 semanas, 3 vezes por semana. Haverá dois grupos neste estudo. O grupo de treino de resistência convencional (CRT) utilizará um ciclo de ativação muscular de um segundo concêntrico, um segundo isométrico e um segundo excêntrico (1:1:1). O grupo de contração excêntrica lenta (SEC) usará um ciclo de ativação de um segundo concêntrico, um segundo isométrico e cinco segundos excêntrico

(1:1:5) para maximizar a restrição de fluxo.
O pré e pós-teste da função vascular será efectuado através da presença dos participantes em dois dias de teste, um dia para a parte superior do corpo e um dia para a parte inferior do corpo (4 sessões no total). A hiperemia ativa e reactiva (função vascular) será avaliada utilizando um sistema duplex Doppler portátil e um software personalizado. A velocidade do sangue será registada a partir da artéria braquial (braço) ou da artéria poplítea (perna) enquanto o participante aperta (antebraço) ou roda (extensores do tornozelo) uma alavanca ligada a um transdutor de força. A velocidade do sangue pós-oclusivo (hiperemia reactiva) será medida em ambos os vasos após a interrupção do fluxo sanguíneo através da aplicação de um torniquete (manguito de pressão arterial) durante 2 minutos. Serão realizadas duas séries de exercícios de contração muscular para o membro superior e para o membro inferior. Cada série será igualada em termos de trabalho total; no entanto, o trabalho será completado utilizando ciclos de contração-relaxamento curtos ou longos. Cada série requer aproximadamente 2 minutos de trabalho muscular com 10 minutos de monitorização da velocidade do sangue após a contração. A força de contração muscular é fixada em 40% da força de contração voluntária máxima do participante (MVC). Cada série será ritmada com um metrónomo.
Ao longo dos testes e dos períodos de recuperação, serão colocados eléctrodos de espetroscopia de infravermelhos próximos (NIRS) e de eletromiografia (EMG) no ventre muscular (gastrocnémio ou flexor radial do carpo) para medir o fluxo sanguíneo e a atividade muscular.
A avaliação pré/pós-treino também incluirá um teste de caminhada de 6 minutos (TC6) para avaliar a capacidade de exercício funcional e o tempo de caminhada sem dor. Este teste é realizado numa superfície plana e comprida. Os participantes são instruídos a percorrer a maior distância possível durante o período determinado. A glicemia pós-prandial de duas horas e o perfil lipídico do sangue serão medidos a partir de uma amostra de sangue capilar obtida por picada no laboratório de risco biológico de fisiologia do exercício (amostras recolhidas pelo supervisor do laboratório). O índice tornozelo/braquial (ABI) será medido utilizando a técnica padrão de manguito de pressão arterial e duplex Doppler. Todos os participantes preencherão um formulário PAR-Q & YOU antes de serem elegíveis para efetuar qualquer tipo de exercício
relacionadas com o estudo. Os participantes que responderem "sim" a qualquer um dos itens do formulário "PAR-Q e VOCÊ" deverão consultar o seu médico para preencher um formulário "PAR MED-X" para obter autorização médica para o seu envolvimento no programa. Além disso, os participantes preencherão um questionário de historial médico e um questionário de incapacidade para caminhar (WIQ). Ver formulários em anexo. Ver abaixo um fluxograma do estudo proposto.

Testes de base: MVC Testes Isométricos/Isotónicos - EMG - Doppler US - NIRS Teste funcional ABI Análise ao sangue Questionário QdV	→	**Testes Isométricos/Isotónicos:** - 40% MVC - Contração isométrica de 90 segundos - 18 séries; 5 segundos de contração sustentada: 1 segundo de descanso - 90 séries; um segundo de contração: um segundo de descanso
		↓

Testes pós-intervenção: MVC Testes Isométricos/Isotónicos - EMG - Doppler US - NIRS Teste funcional ABI Análise de sangue Questionário de QdV	⟵	Intervenção: Programa de treino de resistência de 10 semanas; 3x/semana -O grupo CRT realiza contracções concêntricas de um segundo; contracções excêntricas de um segundo -O grupo SEC realiza contracções concêntricas de um segundo; contracções excêntricas de cinco segundos

2. **Risco:** Na sua opinião, esta investigação apresenta mais do que um risco mínimo (Política Tri-Conselho, Secção 1.C1) para os participantes? ***SimNão X***
Em caso afirmativo, forneça aqui uma declaração que descreva pormenorizadamente os aspectos do procedimento de investigação que representam um risco para os participantes e forneça a sua avaliação do risco de danos (probabilidade e gravidade). Note-se que não só as lesões físicas, mas também a ansiedade ou o embaraço estão incluídos no conceito de dano. Descrever os meios adoptados para minimizar os riscos e os meios (como o aconselhamento) para lidar com os danos que os participantes possam sofrer. Descreva também os potenciais benefícios que resultarão desta investigação e que justificam o risco de danos acima referido.
N/A
3. **Engano:** Esta investigação envolve engano ou divulgação parcial? ***Sim Não X***
Em caso afirmativo, consulte a secção 2 da política do Conselho Triplo, especificamente a alínea c) do n.º 1 do artigo 2.º e os comentários subsequentes, e forneça aqui uma explicação da forma como tenciona cumprir os requisitos dessa secção em matéria de interrogatório. Descreva também o benefício potencial que resultará desta investigação e que justifica a dispensa dos requisitos normais de divulgação completa. ____
N/A
4. **Financiamento:** Foi recebido financiamento para esta investigação? ***Sim Não X***
_____ Em caso afirmativo, ***de*** que agência e durante que período? **N/A**
_____ Em caso afirmativo, ***de*** que agência e durante que período? **N/A**
5. **Sujeitos de investigação:**
   5.1 **Número de sujeitos:** Quantos sujeitos participarão nesta investigação? **40**
   5.2 **Recrutamento:** Como serão recrutados e de que população? ____________________

Serão utilizados anúncios em jornais, em quadros de avisos e em boletins informativos da comunidade para recrutar indivíduos da área metropolitana de Fredericton e das comunidades vizinhas.

6. **Consentimento informado:**
   6.1 **Informação aos sujeitos:** Como é que a natureza da investigação será explicada aos potenciais sujeitos, em conformidade com a Secção 2D da Política do Conselho Triplo? Anexe uma cópia de qualquer documento, como uma carta explicativa, a ser utilizado para este fim. ____________________

O investigador principal discutirá a natureza do projeto com cada sujeito antes da recolha de quaisquer dados. Durante a discussão, serão dados pormenores sobre as técnicas de recolha de dados, os instrumentos e o papel do sujeito durante a experiência. A natureza voluntária da participação do sujeito e o seu direito de se retirar da experiência em qualquer altura serão claramente indicados.

   6.2 **Consentimento:** Se forem obtidas provas escritas do consentimento informado, anexar uma cópia do formulário de consentimento. (Ver Requisitos para os formulários de consentimento informado.) **Se não forem utilizadas provas escritas de consentimento informado, explique aqui, em pormenor, como tenciona cumprir os requisitos da Secção 2A da Política do Conselho Triplo**: ver particularmente o Artigo 2.1(b) e comentários subsequentes. ____________________

Antes de iniciar qualquer recolha de dados, o sujeito lerá e assinará um Formulário de Consentimento Informado. Ver formulário em anexo.

   6.3 **Crianças como sujeitos de investigação:** Se a investigação proposta envolver crianças como sujeitos, forneça aqui uma declaração indicando a forma como será cumprida a Secção 2E e, especificamente, os Artigos

2.5, 2.6 e 2.7 da Política do Tri-Conselho. **N/A**

6.4 Adultos incompetentes como sujeitos de investigação: Se a investigação envolver adultos de competência reduzida como sujeitos, forneça uma declaração indicando como será cumprida a Secção 2E e, especificamente, os Artigos 2.5, 2.6 e 2.7 da Política do Conselho Triplo.

N/A

7. Incentivos: Será oferecido algum incentivo (dinheiro, pontos de classificação, etc.) para encorajar a participação? ***SimNão*** *X*

Em caso afirmativo, indicar de que forma será cumprida a Secção 2B da Política dos Três Conselhos (relativa à voluntariedade). Se forem utilizadas recompensas académicas, indicar os meios alternativos para obter recompensas equivalentes.

N/A

8. Informação privada: A investigação proposta implica o acesso a informações pessoais identificáveis sobre os participantes através de inquéritos, questionários, etc.? ***Sim X Não***

Em caso afirmativo, indique aqui, em pormenor, a forma como se propõe cumprir os requisitos da Política dos Três Conselhos, Secção 3, especificamente o artigo 3.2. Deve ser igualmente anexada uma cópia de qualquer questionário, documento de inquérito ou programa de entrevistas a utilizar.

Ver documentos em anexo

9. Feedback: Descreva as medidas que propõe para dar feedback aos sujeitos da investigação relativamente aos resultados da investigação.

Após a conclusão do estudo, será distribuído aos participantes interessados um resumo das principais conclusões e do seu significado.

10. Segurança dos dados: Descreva as medidas que propõe para garantir a segurança de quaisquer dados pessoais identificáveis, que serão conservados após a conclusão da investigação.

A cada sujeito será atribuído um identificador (i.e. sujeito 001) que será utilizado em todas as folhas e ficheiros de recolha de dados. Uma lista principal que liga o identificador à informação de contacto do sujeito será guardada num arquivo fechado no gabinete do supervisor da faculdade. Após a conclusão do estudo, a lista principal será destruída.

11. Revisão contínua: Toda a investigação requer relatórios anuais breves e um relatório breve após a conclusão da investigação. Os formulários de relatório adequados estão incluídos no final deste ficheiro. **A investigação que envolva mais do que um risco mínimo pode exigir medidas adicionais para uma revisão contínua.** Se a sua investigação envolver mais do que um risco mínimo, descreva aqui as medidas que propõe para facilitar a revisão contínua desta investigação, em conformidade com o Artigo 1.13 da Política do Tri-Conselho.

N/A

12. Informações adicionais: Não hesite em anexar quaisquer informações adicionais que considere úteis para o REB na avaliação da sua candidatura.

Os eléctrodos EMG de registo à superfície serão colocados nos músculos activos do antebraço ou da barriga da perna. Isto medirá a quantidade de atividade muscular que ocorre ao longo de cada teste. Os sensores NIRS, que contêm um emissor e um detetor de luz infravermelha, serão colocados na pele sobre o ventre dos músculos activos. Este dispositivo mede o fluxo sanguíneo total ao longo da duração do teste e do período de recuperação. Os discos adesivos mantêm todos os sensores e eléctrodos no lugar. Cada elétrodo e sensor tem um fio que o liga ao nosso equipamento de registo.

Cada participante realizará o seguinte teste duas vezes, uma para a prova da barriga da perna e outra para a prova do antebraço.

1) 90 séries de contracções de um segundo com igual descanso entre cada série, para um tempo total de 180 segundos.

2) 18 séries de cinco segundos de contracções sustentadas com um segundo de descanso entre cada série , para um tempo total de 108 segundos.

Ensaios com o antebraço: Os participantes sentam-se numa cadeira com o braço de teste estendido sobre uma mesa, preso ao aparelho. É-lhes dada a instrução de puxar a pega do aparelho, contraindo os 2nd e os 3rd dedos.

Experiências com os gémeos: Os participantes deitam-se de barriga para baixo numa mesa de massagem com os pés pendurados na borda. Estendem o pé, empurrando-o contra um aparelho montado na parede.

Receberão feedback sobre a intensidade e a frequência com que têm de contrair os músculos para manter a força necessária a partir de um ecrã de computador.

Cada participante realizará uma contração voluntária máxima (CVM) para cada aparelho. Esta é a

quantidade máxima de força que pode ser gerada numa repetição. Para cada teste, o participante utilizará 40 por cento da sua CVM.
Após a conclusão de cada teste, uma pequena sonda de ultra-sons em forma de caneta será mantida contra a pele durante um período de 10 minutos. O gel de ultra-sons é colocado no interior do braço ou na parte de trás do joelho, dependendo do teste. Esta sonda regista a velocidade a que o fluxo sanguíneo atravessa a artéria.
No final do programa de formação de 10 semanas, os participantes serão novamente testados no seu MVC e efectuarão a mesma série de testes.
Além disso, será efectuado um terceiro teste para avaliar a resposta hiperémica reactiva, colocando uma braçadeira de pressão arterial à volta da parte superior do braço ou da coxa e insuflando-a de modo a ocluir o fluxo sanguíneo para o antebraço/ panturrilha durante 2 minutos. A braçadeira é então desinsuflada e o fluxo sanguíneo é restabelecido. São efectuadas medições para determinar o tempo necessário para que o fluxo sanguíneo regresse a um nível normal de repouso. Durante os 2 minutos de oclusão do fluxo sanguíneo, haverá uma sensação de dormência ou formigueiro nos dedos das mãos e dos pés, que pode ser um pouco desconfortável. Isto é normal e desaparece rapidamente quando a braçadeira é esvaziada. Apesar de o fluxo sanguíneo para o antebraço/ panturrilha ter sido interrompido por breves instantes, não haverá danos ou lesões.
Numa sessão, iremos recolher uma pequena amostra de sangue da ponta do seu dedo utilizando um dispositivo de punção automatizado descartável. Este é o mesmo tipo de dispositivo de punção que um doente diabético utiliza diariamente. Durante o procedimento de colheita de sangue, haverá uma picada momentânea quando a lança produzir um pequeno corte na parte lateral da ponta do seu dedo. Esta sensação será momentânea e não haverá qualquer desconforto duradouro. O dispositivo de punção é muito exato e preciso - tornando o corte tão pequeno e indolor quanto possível. As dimensões do corte são de 1,5 mm de comprimento por 2,0 mm de profundidade, o que resulta na produção de 6 a 10 gotas de sangue (30 a 50 ml).

Universidade de New Brunswick

Pedido de alteração de um projeto de investigação que envolva seres humanos

Número do ficheiro REB: 2012-038Data do pedido : 11 de maio de 2012
Título do projeto:
O exame do treino de contração excêntrica lenta na função vascular em Adultos mais velhos
Investigador principal Nome(s): Jonathan Baillie Assinatura(s) do Investigador Principal:
Nome(s) do(s) orientador(es): Dr. Stacey ReadingAssinatura (s):
Resumo das alterações solicitadas:

O risco de danos ou de engano/divulgação parcial alterar-se-á ? Sim☐ Não☒
A natureza ou os objectivos da investigação serão alterados ? Sim☐ Não☒
As alterações à conceção da investigação serão maiores☐ menores☒ nenhuma☐
As alterações ao protocolo ético serão maiores ☐ menores☐ nenhuma☒
Que secções da candidatura REB aprovada serão afectadas pela(s) alteração(ões)?
**Enumere abaixo todas as secções afectadas (por exemplo, Recrutamento, Consentimento, ..., Segurança dos dados).

Descrição pormenorizada das alterações solicitadas:
Descrever as alterações previstas à conceção da investigação e/ou ao protocolo ético (situação antes das alterações e após as alterações), juntamente com as justificações e implicações.
Do documento original:
Página 22: A intervenção passará de um programa de dez semanas para um programa de seis semanas.
Página 25: A química do sangue passa a ser efectuada apenas uma vez (e não duas).
Página 27: Haverá seis sessões de avaliação laboratorial em vez das quatro originais. Duas sessões ocorrerão quatro semanas antes do programa de treinamento como uma medida de linha de base. Duas ocorrerão no início do programa e duas ocorrerão no final do programa.
Página 49: A página 2 do Formulário de Consentimento Informado do Participante será alterada para corresponder às alterações das modificações acima mencionadas (6 sessões laboratoriais e 6 semanas).
Se forem necessárias mais páginas, anexe-as e assinale aqui:☐
Se for caso disso, anexar a aprovação do seu CEI relativamente a estas alterações.

Apêndice - Secção Seis

Informações do participante auto-declaradas

Este formulário é útil para ser utilizado como ferramenta de rastreio, bem como na eventualidade improvável de ocorrer um acidente ou um incidente durante uma sessão de formação. Por conseguinte, é essencial que o investigador principal tenha conhecimento de quaisquer medicamentos e doenças (asma, etc.). No caso da interpretação dos dados, isto também pode ajudar a explicar quaisquer dados que se possam destacar.

Nome: ____

Data de nascimento (mm/dd/aaaa): ______

Medicamentos/prescrições: ____

Lesões anteriores: ____

Condições médicas: ____

Data de diagnóstico (mm/dd/aaaa): ________________

Esta secção deve ser medida pelo Investigador Principal:

Peso (kg) _________________Altura (m) __________________

Frequência cardíaca em repouso:

Pressão arterial em repouso - Sistólica Diastólica

Observações adicionais:

Apêndice - Secção Sete

The Peripheral Arterial Disease (PAD) Walking Impairment Questionnaire

Overview: Regensteiner et al developed a questionnaire for evaluating walking impairment in patients with peripheral arterial disease (PAD). This can be used to identify patients with significant impairment and to monitor effectiveness of therapeutic interventions. The authors are from the Universities of Colorado and Rochester.

Parameters:

(1) difficulty walking a distance during the past month

(2) difficulty walking at a certain speed during the past month

(3) symptoms associated with walking impairment

Walking Distance	Degree of Difficulty	Points
walking indoors (around the house)	no	3
	some	2
	much	1
	did not do	0
walking 50 feet	no	3
	some	2
	much	1
	did not do	0
walking 150 feet (0.5 blocks)	no	3
	some	2
	much	1
	did not do	0
walking 300 feet (1.0 blocks)	no	3
	some	2
	much	1
	did not do	0
walking 600 feet (2.0 blocks)	no	3
	some	2
	much	1
	did not do	0

walking 900 feet (3.0 blocks)	no	3
	some	2
	much	1
	did not do	0
walking 1500 feet (5.0 blocks) or more	no	3
	some	2
	much	1
	did not do	0

walking distance score =

= (20 * (points for walking indoors)) + (50 * (points for walking 50 feet)) + (150 * (points for walking 150 feet)) + (300 * (points for walking 300 feet)) + (600 * (points for walking 600 feet)) + (900 * (points for walking 900 feet)) + (1500 * (points for walking 1500 feet))

where: each distance is walked is used as a weighting factor for the points from the degree of difficulty.

fraction of maximal walking distance score = (walking distance score) / 6060

Walking Speed	Degree of Difficulty	Points
walking 1 block slowly? (about 1.5 mph)	no	3
	some	2
	much	1
	did not do	0
walking 1 block at an average speed? (about 2.0 mph)	no	3
	some	2
	much	1
	did not do	0
walking 1 block quickly? (about 3.0 mph)	no	3
	some	2
	much	1
	did not do	0
running or jogging 1 block? (about 5.0 mph)	no	3

shortness of breath?	no	3
	slight	2
	some	1
	much	0
heart palpitations?	no	3
	slight	2
	some	1
	much	0
other problems? (please list)	no	3
	slight	2
	some	1
	much	0

where:

- A total symptom score was not calculated. This was the questions "were not a ranked series."
- The data was presented as "a percentage of the maximal score possible of 4.0."

Interpretation:

- minimum walking distance score: 0
- maximum walking distance score: 34.5
- minimum walking speed score: 0
- maximum walking speed score: 6 60
- The score can be used to compare impairment before and after vascular surgery.

Performance:

- Changes in questionnaire scores correlated with some measurements of treadmill performance.
- Retesting in an untreated control group showed similar scores after 12 weeks.

References:

Regensteiner JG Steiner JF et al. Evaluation of walking impairment by questionnaire in patients with peripheral arterial disease. J Vascular Medicine Biology. 1990; 2: 142-152. (Appendix I pages 150-151).

	some	2
	much	1
	did not do	0

walking speed score = (1.5 * (points for walking slowly)) + (2 * (points for walking at average speed)) + (3 * (points for walking quickly)) + (5 * (points for running or jogging))

where: each speed is walked is used as a weighting factor for the points from the degree of difficulty.

fraction of maximal walking speed score = (walking speed score) /34.5

Symptoms of Walking Impairment	Degree of Difficulty	Points
pain or aching in your calves?	no	3
	slight	2
	some	1
	much	0
pain or aching in your thighs?	no	3
	slight	2
	some	1
	much	0
pain stiffness or aching in your joints (knees or hips)?	no	3
	slight	2
	some	1
	much	0
pain or discomfort in your chest?	no	3
	slight	2
	some	1
	much	0
weakness in one or both of your legs?	no	3
	slight	2
	some	1
	much	0

Apêndice - Secção Oito

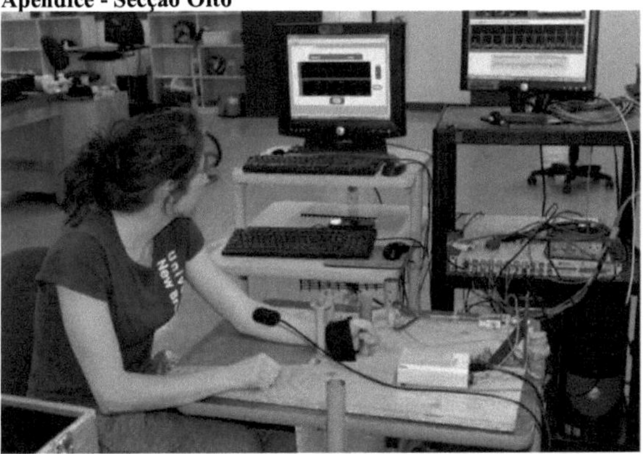

Figura 14 - Um participante faz uma contração muscular do antebraço durante um estudo piloto. Como mencionado na metodologia, o participante pode ver o objetivo de 40 por cento (linha vermelha) no ecrã do computador da esquerda, enquanto o computador da direita mede a força.

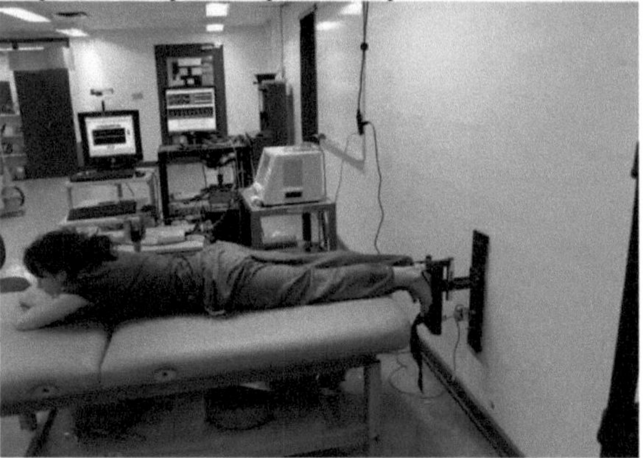

Figura 15 - Um participante deitado em decúbito ventral enquanto demonstra o aparelho de flexão do tornozelo que está ligado ao transdutor de força.

Apêndice - Secção Nove

6 Minute Walk Test Instructions

General Information:

- individual walks without physical assistance for 6 minutes and the distance is measured
    - start timing when the individual is instructed to "Go"
    - stop timing at 6 minutes
    - assistive devices can be used but should be kept consistent and documented from test to test
    - if physical assistance is required to walk, this should not be performed
    - a measuring wheel is helpful to determine distance walked
- should be performed at the fastest speed possible

Set-up and equipment:

- ensure the hallway free of obstacles
- stopwatch
- measuring wheel recommended to calculate distance

Patient Instructions (derived from references below):

"Cover as much ground as possible over 6 minutes. Walk continuously if possible, but do not be concerned if you need to slow down or stop to rest. The goal is to feel at the end of the test that more ground could not have been covered in the 6 minutes."

6 Minute Walk Test

Name:____

Assistive Device and/or Bracing Used:______________________________

Date:______

Distance ambulated in 6 minutes: ____________

Date:______

Distance ambulated in 6 minutes: ____________

Date:______

Distance ambulated in 6 minutes: ____________

Date:______

Distance ambulated in 6 minutes: ____________

References:
Butland RJ, Pang J, Gross ER, Woodcock AA, Geddes DM. Two-, six-, and 12-minute walking tests in respiratory disease. *Br Med J (Clin Res Ed)*. 1982 May 29;284(6329):1607-8.

McGavin CR, Gupta SP, McHardy GJ. Twelve-minute walking test for assessing disability in chronic bronchitis. *Br Med J. 1976;* 3;1(6013):822-3.

Rossier P, Wade DT. Validity and reliability comparison of 4 mobility measures in patients presenting with neurologic impairment. *Arch Phys Med Rehabil.* 2001;82(1):9-13.

Apêndice - Secção Dez

Tabela 6 - Valores estatísticos de p para as medidas pré e pós-treinamento dos dados antropométricos e cardiovasculares para SEC, TRC e combinado (sem diferença de efeito principal).

	SEC (Pré - Pós)	CRT (Pré - Pós)	COMBINADO (Pré-pós)
Dados antropométricos:			
WC, cm	.030	.034	.037

IMC, kg/m^2	.201	.632	.810
Altura, cm	.766	.356	.677
Peso, kg	.071	.231	.181
Dados cardiovasculares:			
PAS, mmHg	.005	.009	.035
PAD, mmHg	.394	.376	.430
PAM, mmHg	.045	.022	.038
RHR, bpm	.376	.573	.688

Tabela 7 - Valores de p estatísticos do CVM para as comparações entre a linha de base (B1 - B2) e entre a linha de base e o pós-treino (B1 - PT, B2 - PT) para os grupos SEC e CRT.

	SEC (n = 7)			TRC (n = 7)		
MVC	B1 - B2	B1 - PT	B2 - PT	B1 - B2	B1 - PT	B2 - PT
Superior (N)	.301	.248	.421	.850	.291	.601
Inferior (N)	.323	.408	.388	.376	.320	.208

Tabela 8 - Valores estatísticos de p para pico sistólico, velocidade média e índice de pulsatilidade em repouso antes do teste de razão 1:1 para tronco e membros inferiores. Comparações basais (B1 - B2) e comparações basais - pós-treinamento (B1 - PT, B2 - PT) para os grupos SEC e TRC, bem como combinados (sem diferença de efeito principal).

Teste de rácio 1:1	**SEC (Pré - Pós)**			**CRT (Pré - Pós)**			**Combinado (Pré - Pós)**		
Descanso superior	B1-B2	B1-PT	B2-PT	B1-B2	B1-PT	B2-PT	B1-B2	B1-PT	B2-PT

SP	.355	.042	.043	.128	.046	.012	.310	.010	.029
VM	.723	.086	.123	.106	.698	.385	.237	.270	.738
PI	.187	.017	.011	.875	.044	.003	.326	.016	.035
Descanso inferior	B1-B2	B1-PT	B2-PT	B1-B2	B1-PT	B2-PT	B1-B2	B1-PT	B2-PT
SP	.173	.434	.358	.117	.939	.403	.164	.575	.786
VM	.132	.696	.141	.209	.363	.206	.775	.320	.256
PI	.347	.019	.010	.145	.004	.007	.458	.045	.024

Tabela 9 - Valores estatísticos de p para pico sistólico, velocidade média e índice de pulsatilidade em repouso antes do teste de razão 1:1 para tronco e membros inferiores. Comparações basais (B1 - B2) e comparações basais - pós-treinamento (B1 - PT, B2 - PT) para os grupos SEC e TRC, bem como combinados (sem diferença de efeito principal).

Teste de rácio 5:1	**SEC (Pré - Pós)**			**CRT (Pré - Pós)**			**COMBINADO (Pré - Pós)**		
Descanso superior	B1-B2	B1-PT	B2-PT	B1-B2	B1-PT	B2-PT	B1-B2	B1-PT	B2-PT
SP	.313	.002	.025	.151	.016	.028	.168	.018	.046
VM	.210	.049	.110	.896	.336	.256	.645	.560	.378
PI	.336	.023	.008	.819	.006	.003	.578	.034	.048

Descanso inferior	B1-B2	B1-PT	B2-PT	B1-B2	B1-PT	B2-PT	B1-B2	B1-PT	B2-PT
SP	.971	.677	.651	.126	.938	.472	.222	.809	.878
VM	.309	.626	.544	.072	.545	.367	.474	.984	.606
PI	.753	.011	.009	.820	.008	.008	.345	.034	.032

Tabela 10 - Valores estatísticos de p para o teste de resistência à marcha e exercícios de força (supino, puxada do lattisimus, supino do ombro e agachamento) Os valores pré e pós-treinamento foram comparados para os grupos SEC e CRT, bem como combinados (sem diferença de efeito principal).

	SEC (Pré - Pós)	**CRT (Pré - Pós)**	**COMBINADO (Pré-pós)**
TC6 (m)	.001	.000	.044
Supino (kg)	.000	.000	.000
Latissimus Pull-Down (kg)	.000	.000	.000
Pressão nos ombros (kg)	.001	.002	.000
Agachamento (kg)	.000	.000	.000

Curriculum Vitae

Nome completo do candidato: Jonathan Baillie

Universidades frequentadas:

Universidade de Dalhousie, Bacharelato em Ciências, Cinesiologia (com distinção) - 2009

Apresentações em conferências:

Atlantic Provinces Exercise Sciences, apresentações: *A relação entre o exercício e a resposta do cortisol após uma intervenção de 6 semanas de exercício em sobreviventes de cancro da mama (2009), medição da calorimetria direta versus indireta (2010). Exame da contração excêntrica lenta na função endotelial em adultos mais velhos (2012)*

Crossroads Conference - Dalhousie University *A relação entre o exercício e a resposta ao cortisol após uma intervenção de 6 semanas de exercício em sobreviventes de cancro da mama (2009), Exame da contração excêntrica lenta na função endotelial em adultos mais velhos (2012)*

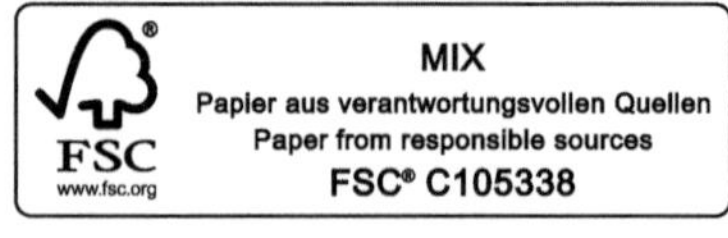

Printed by Books on Demand GmbH, Norderstedt / Germany